侗邑神草

黑老虎生物活性及产品加工研究

陆俊　郑颖　张雅婷 著

湖南科学技术出版社·长沙·

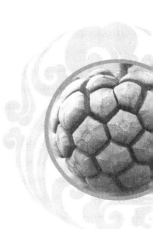

U0339862

前　言

　　黑老虎为五味子科南五味子属藤本植物，是一种苗族和侗族等少数民族有着上千年食用或药用历史的药食兼用野生水果，在侗族地区有着"侗邑神草"等美誉，现已作为特色经济水果进行了大规模的种植。黑老虎果形奇特，营养丰富，有较高的市场价值，但鲜有其多酚类活性成分的科学研究报道，关于其加工利用的工艺研究的报道也较少。本课题是国家林业和草原局林草科技创新发展与研究项目（特色林果黑老虎成分与综合利用关键技术研究，2020132110）、长沙市自然科学基金项目（黑老虎多酚对 HUVEC 氧化应激损伤的保护作用及机理研究，kq2014154）和中南林业科技大学引进人才科研启动基金项目（黑老虎果皮多酚抗氧化应激保护作用研究，2019YJ047）的研究成果，是郑颖、田苗苗、沈月、张雅婷等同学的硕士或学士论文研究的部分内容。

　　全书分为十三章：第一章黑老虎营养、活性成分及生物活性研究进展，第二章黑老虎果皮多酚的提取分离与体外抗氧化活性，第三章黑老虎果皮多酚类化合物的鉴定及含量检测，第四章黑老虎多酚对脐静脉内皮细胞氧化应激的保护作用，第五章不同干燥方式对黑老虎果皮活性成分的影响，第六章体外模拟消化对黑老虎多酚及抗氧化活性的影响，第七章不同部位黑老虎的体外抗氧化活性研究。第八章为黑老虎果皮和种子的生物活性研究，第九章黑老虎茎、叶、花的生物活性研究，第十章黑老虎酵素加工工艺研究，第十一章黑老虎果膏加工工艺研究，第十二章黑老虎嫩茶加工工艺研究，第十三章黑老虎果酒加工工艺研究。全书由陆俊、郑颖、张雅婷等改统编，感谢沈月、田苗苗、王欣然、宋亚倩、吴晓茜、伍思柔、岳湘齐、黄心澄等同学的辛勤付出。由于我们水平有限，加之时间仓促，书中纰缪之处在所难免，敬请同行专家和读者指正。

　　本书在编写过程中得到国家林业和草原局、长沙市科技局和通道南楚农业开发有限公司等单位的大力支持。在此一并表示衷心的感谢。

著　者

2021 年 8 月

目　录

第一章 黑老虎营养、活性成分及生物活性研究进展

第一节 黑老虎基本情况

黑老虎 *Kadsura coccinea*（Lem.）A. C. Smith，为五味子科南五味子属植物，又名冷饭团、布福娜、大钻、过山风、风沙藤、钻骨风、大叶南五味子等，为木质常绿藤本植物，常攀爬于大树上，主要分布在我国的湖南、广西、贵州等省份，在一些东南亚国家也有分布，其生长环境一般为海拔 1500～2400 m 的山地疏林。黑老虎始载于《岭南采药录》，并于 2005 年被《中国药典》收录，是一种药食两用的林产水果，黑老虎果实外形奇特，根皮干燥，气味芳香，味微苦涩，是新世纪最具开发价值的第三代水果稀品之一，在侗族聚居区，有着"侗邑神草"的美誉。

黑老虎幼果色青，成熟的果实为红色或紫黑色，有些品种呈虎绿色，表皮光滑且富有光泽，成熟的黑老虎果实具有独特的外形特征，酷似足球，易于辨别。整个果实横径一般在 3.5～10.5 cm 之间，纵径为 3.0～9.5 cm，由 30～65 个小浆果聚合成直径 10～12 厘米的大圆球，重量 300～600 克，大果可达 1200 克，每颗浆果包含多颗心形或卵状心形种子。成熟期为 10～11 月份，成熟的果实散发出苹果般的香味，它的果皮和果肉的颜色与荔枝相似。

黑老虎群落结构复杂，伴生植物丰富，植被多以灌木草本为主，少有高大乔木。黑老虎的根、皮粗糙且干燥，根据品种不同呈现不同的颜色，气味清新。黑老虎枝条呈圆柱形，灰褐色，伴有白色点状皮孔。黑老虎茎叶常青，全株无毛，而且叶片颜色在不同时期呈现变化，叶片颜色翠绿，枝条婀娜多姿且有光亮的色泽，非常美丽。单叶互生、全缘、革质、无毛、表面光亮，长圆形至卵状披针形。叶子随着春夏秋冬季节更替，颜色由浅到深变化。黑老虎的花非常繁茂，其开花的时间一般是 4～7 月之间，其雄花的花被片为红色，10～16 片。一般为粉红色或深红色，如彩球高挂，色彩艳丽，婀娜多姿，在植物造景中有良好的观赏价值。果实的外形形似聚合果，从表观来看又像是足球，而它的种子像是卵形状的心形，成熟之后黑老虎果的颜色为红色或暗紫色，果期则是 7～11 月。

黑老虎果实营养价值较高，具有较高的药用价值。因其具有理气止痛、清热

解毒、通风活络、养血养颜、清肝明目、养精固本、消炎抗癌等药效，可用于治疗胃溃疡、解毒、风湿骨痛、妇女痛经等症状。它是一种具有悠久历史的民间草药，它含有丰富的木脂素类化合物和三萜类化合物，此外，黑老虎还含有倍半萜类、花青素等成分。黑老虎在许多地区被用作民间草药，主要用于缓解女性的痛经、治疗扭伤、风湿性疾病和慢性胃炎。还具有抗肿瘤、抗癌、抗艾滋病毒、降血脂、抗肝炎、抗氧化、NO 抑制剂活性、抑菌消炎等药理作用。同时，黑老虎中的维生素 C 等营养成分还可以用于美白护肤。现阶段黑老虎种植面积不断扩大，尤其是在湖南省通道侗族自治县，2018 年该县的"通道黑老虎"被评为国家地理标志农产品，全县种植规模达 25000 余亩，年产量达 50000 余吨，远销全国 20 多个省份及国际市场。

第二节　黑老虎的营养成分

一、黑老虎果皮营养

黑老虎果皮占全果的 38%～50%，黑老虎果皮中含有蛋白质、糖类、维生素 C、粗纤维等各种营养素，但含量会因产地和品种不同而有一定的差异。黑老虎果皮、果肉中所含多糖的单糖组成相似，但是组成摩尔比例有着明显不同。主要糖类为甘露糖、鼠李糖、葡萄糖醛酸、半乳糖醛酸、葡萄糖、半乳糖、木糖、阿拉伯糖和岩藻糖等 9 种单糖组成，果皮中 9 种单糖的摩尔比（以甘露糖为基准）约为 1.0∶1.0∶5.0∶26.0∶1.4∶2.6∶4.5∶4.0∶1.1，果肉中 9 种单糖的摩尔比（以甘露糖为基准）约为 1.0∶0.9∶0.6∶10.9∶3.4∶2.8∶0.8∶2.7∶0.4。果皮和果肉中主要的单糖组成均为半乳糖醛酸，而半乳糖醛酸是果胶的主要组成，因而黑老虎果的果皮及果肉中的多糖可能含有果胶性成分[1]。

二、黑老虎果肉营养

黑老虎果肉中含有的人体生命所需的各种物质特别充足，同时具有很高的营养价值。黑老虎果肉占全果重量的 30%～51%，黑老虎果肉中蛋白质、总糖含量、维生素 C 范围分别在 0.04～0.11 mg/g、0.29～0.91 mg/g 和 1.24～10.67 mg/g[2]。黑老虎的果肉中也有丰富的矿物质，不同地区、不同品种的黑老虎内的矿物质含量有较大的差异。原子吸收分光光度法测定出广西黑老虎中各微量元素的含量有：锰 96.8 $\mu g/g$、铁 105 $\mu g/g$、铜 8.49 $\mu g/g$、锌 48.6 $\mu g/g$、镁 129 $\mu g/g$、钙 142 $\mu g/g$。其中铜、锰、锌 3 种微量元素含量远高于笋干[3]。利用日立 Z－7000 型偏振塞曼原子吸收分光光度计，测得云南产黑老虎中矿物质含量有：锰 102.81 $\mu g/g$、铁 29.67 $\mu g/g$、铜 7.92 $\mu g/g$、锌 18.92 $\mu g/g$、镁 16.35 $\mu g/g$、钙 5.94 mg/g。黑老虎果肉中富含 8 种人体必需氨基酸，氨基酸总含量为 1678.35 mg/100 g，还包括了 2 种儿童生长发育所需的半必需氨基酸：组氨酸和精氨酸。

三、黑老虎种子营养

黑老虎每个小聚果里含有 3～4 粒黑老虎种子，种子大小为（7.91～18.03）mm×（6.74～10.96）mm×（3.15～6.08）mm，种子表面接近于平滑，常有凹点，种子的颜色是浅黄褐色，晒干或阴干后种子呈灰白色。黑老虎种子中含有脂肪酸、黄酮、粗多糖、维生素以及各种微量元素。约有 12 种脂肪酸存在于黑老虎籽中，脂肪酸含量约为 $2.44×10^4$ mg/100 g，其中多种不饱和脂肪酸（主要为亚油酸）质量占整体的 80％以上。可以作为潜在的食用油脂资源。

黑老虎籽中含有多种矿物质，包括钾、钠、铜、铁、锌、镁、钙、硒和锰等。其中钾元素（562.94 mg/100 g）、钙元素（71.54 mg/100 g）、镁元素（263.51 mg/100 g）含量较高。这说明黑老虎不仅含有丰富的人体必需微量元素，同时具有很高的营养保健功效。

黑老虎中还具有其他营养物质，如维生素 C 等和粗多糖。研究发现维生素 C 具有良好的抗氧化作用，被用于许多护肤产品中，而且具有美白、抗皱等功效，使皮肤变得光滑有弹性。从贵州铜仁黑老虎籽中测得粗多糖含量为 26.8mg/g，总皂苷含量为 2.1mg/g[4]。

四、黑老虎茎叶营养

黑老虎茎叶中也含有较高的蛋白质、总糖和多糖，分别为 19.74％、18.90％和 4.47％。还含有 17 种氨基酸，其中人体所需氨基酸 7 种，游离氨基酸总量为 2.198 mg/g，其中鲜味氨基酸占比达 45.72％。茎叶中含有的挥发性物质主要是萜烯类（64.70％）和醇类（32.63％），矿质元素含量丰富，呈现高钾低钠的特点，且锌/铜、锌/铁比值均较为合理[5]。

第三节 黑老虎的活性成分

一、多酚类化合物

黑老虎中还含有大量多酚、黄酮等具有抗氧化作用的成分，每 100 g 黑老虎新鲜果皮花青素的含量为 180mg，UPLC/Q－TOF－MS 测定结果显示，黑老虎果中的主要花色苷成分为矢车菊素-3-木糖基-芸香糖苷（cyanidin - 3 - xylosyl-rutinoside），含量高达83.74％；飞燕草素-3-木糖基-芸香糖苷（Delphinidin - 3 - xylosylrutinoside）、矢车菊素-3-葡糖基-芸香糖苷（cyanidin - 3 - glucosylruti-noside）和矢车菊素-3-芸香糖苷（cyanidin - 3 - rutinoside）的含量相对较少，分别为7.30％、5.03％和3.91％[6]。此外，黑老虎果提取物中总花色苷含量为4.45％。黑老虎根茎中发现了原儿茶酸和丁香酸等化合物。这些多酚具有抗氧化活性，可用于预防和治疗心血管病、动脉粥样硬化、糖尿病等多种人类疾病，还具有抗炎抑菌、抑制酪氨酸酶活性等效果，有助于人体健康。

二、木脂素类化合物

木脂素类化合物是主要化学成分之一，不同产地黑老虎中总木脂素含量不同，广西壮族自治区三个不同产地的黑老虎中总木脂素含量范围为0.93％～2.11％。南五味子属植物中分离出的木脂素类化合物中主要为联苯环辛烯类木脂素[7]，目前已报道的从黑老虎中分离并鉴定的联苯环辛二烯型木脂素类成分有49个，分为三大类，即常见联苯环辛二烯型、螺苯骈呋喃联苯环辛二烯型和6,9氧桥联苯环辛二烯型木脂素类。2009年，Ninh 等[8]从越南谅山省平嘉县的黑老虎根部的甲醇提取物中分离得到一个新的联苯环辛二烯类木脂素木酚素 acetyl-epigomisin R（1）和一个新的3，4-开环羊毛甾烷型三萜类化合物开环黑老虎酸 F（2）（seco - coccinic acid），还有三个已知联苯环辛二烯类木脂素木酚素，异戊酰日本南五味子木脂素 A（3）（isovaleroylbinankadsurin），南五味子木脂素 J（4）（kadsuralignan），日本南五味子木脂素 A（5）（binankadsurin）和一个羊毛甾烷型三萜烯20（R），24（E）- 3 - oxo - 9 beta - lanosta - 7，24 - dien - 26 - oic acid（6）。除此之外，黑老虎中还有少量的芳基萘型和二苄基丁烷型木脂素类，主要为芳基萘型木脂素日本南五味子木脂素 C（50）（kadsuralignan）、日本南五味子木脂素 H（51）（kadsuralignans）和二苄基丁烷型木脂素，日本南五味子木脂素 G（52）（kadsuralignan）。Gao 等[9]对云南红河县黑老虎茎进行植物化学调查，分离和识别了26个木脂素和2个三萜类化合物，包括11个新的木脂素名为狭叶南五味子素 A - K（1 - 11）。Fang[10]等对黑老虎成分进行研究，结果发现黑老虎根中存在15种已知的木脂素成分，还有三种新的木脂素，分别为14 - O - demethyl polysperlignan D，kadsurindutin E 和 coccilignan A，并评价了其对脂多糖诱导 NO 产生的抑制作用。

三、萜类化合物

1. 羊毛甾烷型

黑老虎中最为普遍的三萜类就是羊毛甾烷型化合物。从广西黑老虎的根中分离得到 7 个新的羊毛甾烷型三萜类化合物[11]，通过光谱数据分析确定为开环黑老虎酸 A - F（1 - 6）（seco - coccinic acids）和 coccinilactone A（7）。之后，Wang 等[11]进一步从黑老虎根中分离得到一个已知的化合物开环黑老虎酸 F（seco - coccinic）和 5 个新的 3，4 -开环-羊毛甾烷型三萜类化合物，通过 2D -核磁共振和高分辨率质谱仪技术等光谱方法确定为开环黑老虎酸 G - K（1 - 5）（seco - coccinic acids）。Zhao 等[12]从贵州黑老虎的根中分离得到一个新的三萜类化合物，由光谱分析方法确定其有一个羊毛甾烷骨架，是 3 -羟基- 12 -乙酰氧基黑老虎酸（3 - hydroxy - 12 - acetoxycoccinic acid）。Liang 等[13]从广西壮族自治区资源县的黑老虎茎中分离出了一对新三萜异构体 kadcoccitones A（1）and B（2）和一个新的生物相关化合物 kadcoccitone C（3）。由光谱数据、电子捕获测器计算和单晶 X 射线衍射测定发现异构体出现前所未有的碳骨架，6/6/5/5 -融合的四环的环状系统连结了一个 C（9）侧链。Liang 等[13]进一步从黑老虎茎中分离出了三个新的三萜类化合物 kadcotriones A - C（1 - 3）和与生物相关的羊毛甾烷型化合物（4）。通过核磁共振和电子圆二色性光谱方法测定其结构发现，化合物 1 的特点是 12、14β -二甲基 6/6/6 -融合的三环骨架，而化合物 2 和 3 的特点是 6/6/5 -环状系统。之后，Liang 等[13]从黑老虎的茎中分离得到 11 个三萜烯酸，包括 10 个新化合物南五味子酸 A - J（kadcoccinic acids），这些化合物的特点是重新组织了羊毛甾烷骨架和 6/6/5/6 四环的环状系统。化合物 1 和 2 是 2，3 -开环- 6/6/5/6 -融合四环三萜类化合物的第一个例子，它们的结构主要是通过光谱法确定的。Hu 等[14]从广西壮族自治区资源县的黑老虎茎中分离出了 6 个新的羊毛甾烷型三萜类化合物 kadcoccinones A - F（1 - 6）。通过量子化学计算阐明化合物 3 有一个新的 6/6/9 -融合碳环核心，其包含一种罕见的 oxabicyclo[4.3.1] 癸烷系统。由 X 射线衍射和观察电子捕获器光谱发现化合物 4 和 5 是第一个代表 18（13→12）- abeo - 26 - norlanostane 三萜类化合物的同分异构体。

2. 环阿屯烷型

YEON 等[15]从云南省思茅区的黑老虎茎中分离得到 5 个 3，4 -开环阿屯烷型三萜类化合物，由 2D 核磁共振光谱分析得出其中两个已重新组织 5/6 连续碳环。

3. Kadlongilactone 型

Gao 等[9]从云南省红河县的黑老虎茎中分离出 8 个新的三萜类化合物 kadcoccilactones K-R（1-8）和 10 个已知的类似物。他们的结构是在广泛的光谱分析基础上阐明的。化合物 1-3 的分子中有一个很少自然产生的 kadlongilactone 衍生物-芳环 E。

4. 降三萜类化合物

2008 年 Gao[9] 等从云南省红河县的黑老虎茎中分离得到 10 个新的高度氧化的三萜类化合物 kadcoccilactones A-J（1－10），和两个已知的三萜类化合物 kadsuphilactone A 和 micrandilactone B。为了研究广西黑老虎干燥根和茎皮的化学成分，Yeon 等[15] 通过硅胶柱层析法和羟丙基葡聚糖凝胶分离，最后通过 HPLC 进行纯化得到化合物。由广泛的光谱学阐明，两种化合物是（7′S，8′S，8R）-（8β，8′α）- dimethyl - 4，4′- dihydroxy - 5，3′- dimethoxy - 5′- cyclolignan glucoside 和 micrandiactone H。

四、其他类别的活性成分

黑老虎中还含有挥发油、甾体类和倍半萜类等化学成分。李贺然[16] 于 2006 年首次从黑老虎中分离出 5 种倍半萜类化合物，分别是 isodonsesquitin A、cedrelanol、naphthalene、allospathulenol 和 kadsuraenol。王楠等[17] 采用多种色谱方法对广西壮族自治区黑老虎根的 95％乙醇提取物进行分离，通过波谱学方法鉴定得到了 12 个化合物，分别为 24ξ- n -丙基-胆甾- 3 -酮、豆甾- 5 -烯- 7 -羰基- 3β-醇、豆甾- 5 -烯- 3β，7α-二醇、clovane - 2β，9α - diol、美国茶叶花素、正丁基- β- D -吡喃果糖苷、香草酸、香草醛、原儿茶酸、莽草酸、β-谷甾醇和胡萝卜苷。Song 等[18] 在对贵州黑老虎根的乙酸乙酯提取物调查中分离得到了两种新的化合物，由 1D 和 2D 核磁共振技术和质谱分析确定为 3 -羟基- 12 -羟基黑老虎酸（1）（3 - hydroxy - 12 - acetoxycoccinic acid）和 3 -羟基-新南五味子酸（2）（3 - hydroxy - neokadsuranic acid A）。

采用按照《中华人民共和国药典》（2005 年版）的挥发油提取标准方法从黑老虎干燥根提取出的挥发油[19]，用 GC - MS 联用技术从 151 种化学成分中鉴定出其中的 45 个，主要成分为异石竹烯、δ-榄香烯、乙酸龙脑酯、δ-荜澄茄烯、β-古芸烯、γ-依兰油烯及其水合物，占挥发油总量的 64.56％，其中质量分数在 1％以上的有 18 个。舒永志等人[20] 通过硅胶柱色谱、制备薄层等从黑老虎根茎中共提取出南五味子素、新南五味子木脂宁、原儿茶酸、胡萝卜苷和丁香酸等 9 种化合物。

石焱芳等[21] 从福建、广西、广东三个不同产地的黑老虎药材挥发油中共鉴定出 51 种化合物，挥发油总量分别占 77.82％，78.62％，78.83％。其中有 δ-

荜澄茄烯、β-石竹烯、α-可巴烯、葎草烯、别香橙烯、γ-衣兰油烯等 20 种共有成分。从广西天峨县黑老虎果皮挥发油中鉴定出 35 种挥发性成分，包含 25 种萜烯类和 10 种醇类化合物；果肉挥发油中鉴定出 30 种挥发性成分，包含 19 种萜烯类、10 种醇类和 1 种酯类化合物；果皮及果肉中挥发性成分主要是萜烯类和醇类化合物，而萜烯类化合物在果皮及果肉的挥发性成分中占比最大。果皮、果肉有着相同的主要挥发性成分，但相对含量有差异。果皮的主要挥发性成分包括 28.77％的 β-石竹烯、9.975％的 γ-杜松烯、6.881％的 β-花柏烯、5.990％的 α-石竹烯和 6.671％的 β-桉叶油醇，果肉的主要挥发性成分包括有 31.80％的β-石竹烯、10.43％的 γ-杜松烯、9.374％的 β-花柏烯、4.652％的 α-石竹烯和 7.764％的 β-桉叶油醇。由此可见 β-石竹烯在果皮和果肉中的占比最高，β-石竹烯是一类天然的有香味的倍半萜类化合物，可以用作食品用天然香料，香橙烯和香树烯是精油中常见的香气成分，而果皮和果肉中均含有香橙烯和香树烯。段林坪[22] 从黑老虎藤茎乙醇提取物的石油醚萃取部分分离纯化得到 23 个单体化合物：黑老虎酸 A（kaccinic acid A）（1）、环阿屯酮（cycloartenone）（2）、24－methyl－8－lanoten－3－one（3）、（22Z，24E）－3－oxoprotosta－27 12，22，24－trien－26－oic acid（4）、cubenol（5）、（＋）－T－cadinol（6）、（＋）－（1S，4R）－7－羟基去氢白菖烯（7）、guaia－1（5），7（8），9（10）－triene（8）、泽泻醇（alisol）（9）、guai－3－en－10α－ol（10）、别香橙烯-4β，10α－diol（11）、石竹烯氧化物（12）、arisan-tetralone B（13）、kadsuralignan C（14）、neglectalignans D（15）、binankadsurin A（16）、wilsonilignan B（17）、yunnankadsurin B（18）、guayacasin（19）、2A2，4－十一烷酸甘油酯（20）、2△2，4－豆蔻酸甘油酯（21）、十二烷酸乙酯（ethyl dodecanoate）（22）和甘油丙酯（23）。Jia[23] 从黑老虎果实中分离了 14 个未被报道的 2，2′-环木脂素，命名为 heilaohuguosus A－N，4 个未被描述的芳基四氢萘木脂素，heilaohuguosus O－R 和 1 个四氢呋喃木脂素 heilaohu Guosu S，其中有 27 个未被描述的木脂素类似物。4 个 2，2′-环木脂素、heilaohuguosus A 和 L、Tiegusanin I 和 kadsuphilol I 均表现出较好的保肝活性，细胞存活率分别为（53.5±1.7）％、（55.2±1.2）％、（52.5±2.4）％和（54.0±2.2）％（阳性对照）。

第四节　黑老虎的生物活性

据《中国植物志》记载，黑老虎根可行气活血，消肿止痛，治疗胃病，是妇科常用药物之一。大量研究也表明黑老虎具有抗氧化、抗炎、抗 HIV、抗肿瘤及调节血脂等功效。

一、抗氧化活性

黑老虎中含有一定量的多酚类和木脂素类化合物，因此具有一定的抗氧化活性。采用 DPPH 法和 FRAP 法检测黑老虎果实提取物中的花青素和多酚类成分抗氧化活性，发现在黑老虎中发挥抗氧化作用的主要是花青素和多酚类，并且其抗氧化能力比较结果为：果皮总多酚提取物＞花色素提取物＞果肉多酚提取物[24]。研究发现黑老虎能升高肝纤维化实验大鼠血及肝组织中 SOD 含量，降低肝组织中 MDA 含量，说明黑老虎降酶、保护肝细胞和抗肝纤维化的作用与其抗氧化作用有关[25]。

利用硅胶柱色谱的方法用 95％乙醇对黑老虎进行提取并分离纯化，得到的 14 种化合物中有三种具有 DPPH 自由基清除作用，并且都有浓度依赖性[26]。并且证明儿茶酸的抗氧化活性高于维生素 C。通过对黑老虎植株各部位挥发性成分抗氧化活性评价，发现当挥发性物质浓度达 20 mg/mL 时，清除 DPPH 自由基能力达到 97％，表现出很高的抗氧化活性[27]。

二、抑菌消炎活性

黑老虎的茎叶水浸提液可以有效抑制肺炎链球菌，其最小抑菌浓度（MIC）和最小杀菌浓度（MBC）分别为 1/80 mg/mL 和 1/20 mg/mL[28]。封毅等采用滤纸扩散法，对广西壮族自治区黑老虎的果皮及其乙醇提取液进行抑菌作用的检测，研究表明，黑老虎果皮的抑菌成分极易溶于乙醚，其可以抑制伤寒杆菌的生长，在高浓度时可以杀死该细菌，MIC 为 31.25 mg/mL，MBC 为 125 mg/mL，并且黑老虎果皮对伤寒沙门氏菌的抑菌作用与民间用黑老虎治疗胃炎的机理可能有一定的相关性[29]。刘锡钧等人利用质谱和核磁共振谱等对从福建省黑老虎根中分离得到的晶 I 进行鉴定，确定其结构为 3 -甲氧基- 4 -羟基- 3，4 -亚甲二氧基木脂素，通过初步的药理试验发现其具有一定的镇静和抗炎作用[30]。

李贺然等[16] 从黑老虎中分离得到的当归酰日本南五味子木脂素 A，发现其能显著抑制鼠巨噬细胞 RAW246.7 细胞一氧化氮的产生，表明具有一定的抗炎活性，还发现从黑老虎中分离得到的 4 -芳基四氢萘木脂素类化合物南五味子木脂素 C 和愈创木烷类倍半萜类化合物匙叶桉油烯醇在浓度为 10 μg/mL 时，对一氧化氮产生的抑制率高达 75％，其 IC50 分别为 21.2 μmol/L 和 20.4 μmol/L。Fang[10] 等从黑老虎根中分离得到一个名为 kadsurindutin E 的新化合物，可以抑制 NO 的产生，认为其具有一定的抗炎效果。对黑老虎的茎叶提取物进行体外抑菌试验表明其可以有效抑制肺炎球菌。从黑老虎中得到的匙叶桉油烯醇在

$10~\mu g/mL$ 时也对 NO 表现出较强的抑制活性[31]。

三、抑制艾滋病毒活性

随着对木脂素研究的深入，发现木脂素具有良好的抗病毒作用，而且研究发现它还具有抑制艾滋病病毒活性的作用。Li 等[32]从黑老虎种子中分离出木脂素 kadsulignan M，发现其具有显著的抗 HIV 活性，其 IC50 为 $1.19 \times 10^{-4}~mol/L$，EC50 为 $6.03 \times 10^{-6}~mol/L$。Gao 等[9]对从云南红河县黑老虎茎中分离得到的木脂素进行了抗 HIV-1 的抑制活性测试，Binankadsurin A（19）展现出了抗 HIV-1 活性的作用，EC50 值为 $3.86~\mu g/mL$。Liang 等[13]从广西壮族自治区资源县的黑老虎茎中分离出了三个新的三萜类化合物 kadcotriones A-C（1-3）和羊毛甾烷型化合物（4），化合物 1、2、3、4 都展现出抗 HIV-1 活性的作用，EC50 值分别为 $30.29~\mu g/mL$、$47.91~\mu g/mL$、$32.66~\mu g/mL$ 和 $54.81~\mu g/mL$。

四、降血脂和抗凝血活性

小鼠急性毒理实验结果表明黑老虎果能明显降低小鼠血液中胆固醇水平，在 $20~mL/kg$ 的剂量作用下，与对照组比较，果汁组雌雄小鼠的胆固醇水平显著降低（$P < 0.05$），说明黑老虎具有调节血脂的作用[33]。小鼠实验还发现黑老虎根水提取物对正常小鼠断尾出血时间延长有明显效果，初步认为黑老虎水提取物具有抗凝血和抗血栓形成的作用[34]。

五、保肝生物活性

黑老虎的根提取物具有较好的降酶、保护肝细胞和抗肝纤维化作用，其作用机制可能是通过减少脂质在肝脏的沉积和肝脏的过氧化损伤。王来友等[35]发现黑老虎的根提取物能显著降低非酒精性脂肪肝大鼠血脂、FFA、肝脂质、肝功能水平、肝指数和肝 MDA 水平，显著升高肝 SOD 活性（$P < 0.05$，$P < 0.01$），且呈一定的量效关系。Song 等[12]发现从黑老虎中分离得到的异戊酰日本南五味子木脂素 R、日本南五味子木脂素 A 和 binankadsurinA 具有保护叔丁基过氧化氢所致大鼠肝损伤的作用，ED50 分别为 $135.7~\mu mol/L$、$26.1~\mu mol/L$、$79.3~\mu mol/L$。屈克义等[25]发现黑老虎饮片能显著降低实验性肝纤维化大鼠血清谷丙转氨酶（ALT）和谷草转氨酶（AST）的活性，升高人血白蛋白（ALB），降低肝组织羟脯氨酸（HYP）含量，并能明显减轻大鼠肝细胞损害、肝脏脂肪变性和胶原纤维增生的程度。Ninh[8]等利用黑老虎根中分离出的化合物作用于大鼠肝细胞中来评价黑老虎的保肝作用，结果表明其木质素类 acetylepigomisin R

和三萜类 binankadsurin A 均对肝细胞具有保护作用。

六、抗肿瘤生物活性

黑老虎提取物细胞分裂抑制活性测试结果表明，倍半萜类化合物 kadsuraenol 具有较强的蛙卵动物极细胞分裂抑制活性，三萜化合物 kadsurene A 表现出一定的细胞分裂抑制活性[16]。从黑老虎根中分离得到 3 个三萜化合物 kadsuracoccinic acid A、2 - methyl formate - 25 - carboxy-kadsuracoccinic acid A 和 2，25 - di - methyl formate-kadsuracoccinic acid A，其抗癌活性实验结果也均显示了很好的抗人肺癌细胞株 A549 活性，其 IC50 分别为 1.2 μmol/L、1.45 μmol/L 和 4.7 μmol/L。从黑老虎中分离得到开环黑老虎酸 A - C 和开环黑老虎酸 E，也均能显著抑制人白血病 HL－60 细胞增殖，GI50 为 6.8～42.1 μmol/L[11]。从黑老虎分离得到的 kadlongilactone 型三萜类化合物 kadlongilactone A、kadlongilactone B 对人白血病细胞系 K562，人肝癌细胞－7402 和人类肿瘤细胞 A549 具有显著的细胞毒性，IC50 分别小于 0.1 μmol/L、0.1 μmol/L 和 1.0 μmol/L[9]。从越南谅山省平嘉县的黑老虎根部的甲醇提取物中分离得出的化合物 1、3 和 5 显示出抑制大鼠肝中毒细胞恶性增殖的作用，ED50 值分别为 135.7 μmol/L、26.1 μmol/L 和 79.3 μmol/L[8]。从黑老虎的乙酸乙酯提取物中分离得到的化合物 3 - hydroxy - 12 - hydroxyl coccinic acid 对四个人肿瘤细胞系（人肺腺癌细胞株，人结肠癌细胞，人白血病细胞和人肝癌细胞）也展现出较好的抗恶性细胞增殖效果[12]，IC50 值在 3.01～18.08 μg/mL 范围内。

七、美白生物活性

黑老虎乙醇提取物具有抑制黑色素生成的作用，因此黑老虎具有美白作用，且黑老虎提取物几乎不对皮肤产生明显刺激性，预示黑老虎护肤产品的应用对象群体较为广泛。

第五节　黑老虎的应用价值

一、食用价值

黑老虎果实口味香甜，果肉像葡萄果味，也如荔枝，含有大量人体必需营养成分。黑老虎果肉中富含氨基酸、蛋白质、总糖、维生素和矿物质元素，营养价值很高，享有"美容长寿之果"的美誉。作为鲜食水果销售价格一般在 10～30 元/千克。黑老虎可加工的产品形式较多，如黑老虎果脯、黑老虎果酱、黑老虎果汁、黑老虎酵素、黑老虎原味果干等。

二、药用价值

黑老虎在民间常被用作为中草药，药用部分包括根、果实及藤茎。黑老虎的根及藤茎含有多种药用成分，《全国中草药汇编》记载：黑老虎全株均可入药。对治疗急慢性肠胃炎、溃疡病、贫血、关节炎、跌打肿痛、腹痛等疗效显著。《中国植物志》记载：黑老虎根作为药用可用于治疗风湿、跌打损伤、溃疡病、骨折、痛经、产后瘀血腹痛、疝气痛等症状。《中药大辞典》记载黑老虎有消肿、解毒、治疗骨折、骨痛和伤口感染等功效[15]。《中华本草》记录黑老虎有："散瘀通气止痛的功效，可以用于祛湿，以及治疗妇科病和胃病等。"[16]

三、化妆品价值

黑老虎提取物护肤品具有提亮、均匀面部肤色，增强皮肤弹性的功效。通过23名志愿者进行黑老虎提取物护肤品的试用实验，结果表明整个研究过程中未有与测试产品相关的不良反应事件发生。实验结果表明，在使用含黑老虎提取物的护肤品8周后，两侧面部肤色色度（包括色素区和非色素区）均有显著提高。虽然皮肤光泽度在8周研究中改善不明显，但现有的研究证明含有黑老虎提取物的护肤品可以有效提亮、均匀面部肤色（包括色素区和非色素区皮肤），改善皮肤弹力，且具有较低的刺激性和较高的安全性。还可将黑老虎的根、茎、叶处理后乳酸发酵制成具有抗氧化和抗炎效果的黑老虎面膜。此外，将黑老虎根茎乙醇提取液经过醋酸发酵，果实乳酸发酵制成黑老虎醋酸饮料，具有美容养颜、杀菌抗病毒和预防衰老等功效。千金药业利用黑老虎果实中的萜类、木脂素类活性成分，开发制成舒筋风湿酒 、"壮血片"等药物。根据小鼠实验结果表明黑老虎提取物具有黑色素生成抑制效果[36]，其抑制黑色素生成的效果优于皮肤美白物质的熊果苷，因此，黑老虎还可以开发成手工皂、精油等系列产品。

四、园艺价值

黑老虎为常绿木质藤本植物，整株颜色翠绿，叶鲜绿肉厚，花粉红间白，1年开花2~3次，果为聚果形似足球，幼果青绿色，成熟果根据不同品种色泽差异较大，或为粉红，或为大红，或呈虎绿，或呈紫黑，挂果期长，是较好的地被及垂直绿化材料，可作阳台花架或家庭盆栽。其叶、花、果相互映衬，青绿中带红花或红果，是一种很有潜力的用于盆景或园林开发利用的植物。

第二章 黑老虎果皮多酚的提取分离与体外抗氧化活性

多酚类物质是一种天然抗氧化剂，世界卫生组织专家认为植物多酚是当之无愧的人类第七营养素，因其具有抗氧化、抗炎、抗肿瘤及调节心血管疾病等功效而成为近年来的研究热点。黑老虎中含量丰富的多酚类物质主要存在于果皮中。随着科学技术的进步与发展，越来越多不同的提取方法应用于多酚类物质的提取中，如超声波提取法、浸提法和酶解法等。浸提法是利用各物质在溶剂中溶解性不同、相似相溶的原理。此方法可连续操作，分离效果好，但费时、成本偏高。相比较浸提法，超声波提取法具有显著的优点：减少溶剂消耗、提取效率高、所需时间短。其原理是通过产生机械振动，空化效应物理破碎植物细胞。酶解法也是植物活性提取中应用较广的一种方法。酶水解后使细胞壁破坏，将多酚类物质溶解到溶剂中，使得反应程度加大从而提高提取效率。本章通过对黑老虎多酚、黄酮、花色苷得率进行比较分析，采用超声波辅助法、浸提法和酶解法辅助技术来确定最优提取工艺，为黑老虎果皮的加工利用。

大孔树脂是一种价廉、效优、易取的广泛用于活性成分分离的材料，与其他分离技术相比，具有生产周期短、可重复使用、树脂易于再生等优点。本章选用五种国产大孔树脂对黑老虎果皮多酚进行纯化处理，对树脂的吸附性和解析性特征进行分析，选出一种吸附剂及解析性最佳的大孔树脂进行后续纯化实验，为进一步提高黑老虎果皮的附加价值提供依据。

第一节 材料与方法

一、材料预处理

实验样品均来自湖南省怀化市通道侗族自治县。选取常规管理、正常生长结果的紫黑品种黑老虎、大红品种黑老虎为试材。两个品种分别为无病虫害、大小均匀一致的果实，随机分为三组，为实验的平行。将新鲜黑老虎放于−20 ℃冰箱冷冻24～48 h，取出后快速剥离果皮和果肉，收集果皮，沥干水分后分装于−20 ℃冰箱备用。

二、黑老虎果皮多酚的提取

（一）超声波辅助提取方法

准确称取鲜皮 2.0 g 将其碾磨碎，按 1∶20 g/mL 的料液比加入体积分数为 70％酸化乙醇溶液（含 1％的盐酸）作为提取剂，在 50 ℃的超声清洗机中超声提取 60 min 后，抽滤后再于 4000 r/min 条件下离心 8 min，取其上清液备用。

（二）溶剂浸提法

准确称取 2.0 g 鲜皮将其碾磨碎，按 1∶20 g/mL 的料液比加入体积分数为 70％酸化乙醇溶液（含 1％的盐酸），然后置于 50 ℃的水浴锅中浸提 60 min，抽滤后 4000 r/min 条件下离心 8 min，取其上清液备用。

（三）酶法辅助提取方法

准确称取 2.0 g 鲜皮碾磨碎，加入 80 mg 纤维素酶，按 1∶20 g/mL 的料液比加入体积分数为 70％乙醇溶液（含 1％的盐酸）40 mL，置于 50 ℃的超声清洗机中超声提取 60 min 抽滤后于 4000 r/min 条件下离心 8 min，取其上清液备用。

三、黑老虎果皮多酚的分离

（一）原材料的制备

将上述三种方法中的最优提取方法所得粗提液抽滤，合并滤液进行离心，旋转蒸发去除有机溶剂，将其浓缩液保存于冰箱冷藏备用。

（二）大孔吸附树脂预处理

称取足够量的 XDA-10、AB-8、LS-305、LS-46D、LS-303 等 5 种大孔树脂，分别用 95％无水乙醇浸泡 24 h，并不时振荡。之后进行抽滤去除乙醇，再把大孔树脂装于层析柱后用蒸馏水冲洗，直至流出液没乙醇味，在 40 ℃干燥箱中烘干备用。

选用 XDA-10、AB-8、LS-305、LS-46D、LS-303，对粗提液进行吸附和解析。计算 5 种大孔树脂对样品的吸附率和解析率，纯化效果良好并且实验数据较高的树脂为最优纯化树脂。5 种大孔树脂的理化性质见表 2-1。

表 2-1　　　　　　　　　　　大孔树脂的理化性质

	树脂类型	极性	比表面积/（m²/g）	平均孔径/A	粒径范围/mm
1	XDA-10	弱极性	420～460	60～70	0.3～1.2
2	AB-8	弱极性	480～520	130～140	0.3～1.25
3	LS-46D	弱极性	700	26	0.315～1.1

续表

	树脂类型	极性	比表面积/(m²/g)	平均孔径/A	粒径范围/mm
4	LS-303	非极性	900~1000	60	0.315~1.1
5	L3-305	非极性	600	25	0.315~1.1

（三）大孔树脂静态吸附实验

精密称取预处理完成的 5 种大孔树脂（每份相当于干树脂 1 g）分别于具塞锥形瓶中，在瓶中加入 15 mL 上样液，盖紧瓶塞，并将其置于 25 ℃、50 r/min 条件下的振荡器上振荡吸附，在 0.5 h、2 h、4 h、8 h 分别取适量上清液用于计算在各个时刻树脂对黑老虎多酚吸附的影响。随后将 5 种吸附完成的树脂滤出，用蒸馏水洗至无色，待水分滤干后在瓶中加入 20 mL 75%乙醇溶液，将瓶口密封，在 25 ℃、50 r/min 的振荡器上静态解析 24 h，收集上清液，测定其解析量和解析率。根据吸附率和解析率选择纯化效果较优的大孔树脂。利用以下计算公式计算吸附量、吸附率、解析量和解析率：

$$吸附量\ Q_1/（mg/g）=（C_0-C_1）\times V_1/m \qquad 式（2-1）$$
$$吸附率\ A/（\%）=（C_0-C_1）/C_0\times100 \qquad 式（2-2）$$
$$解析量\ Q_2/（mg/g）=（C_2\times V_2）/m \qquad 式（2-3）$$
$$解析率\ D/（\%）=（C_2\times V_2）/（Q_1\times m）\times100 \qquad 式（2-4）$$

式中，C_0：样品液初始浓度，mg/mL；C_1：吸附平衡时溶液浓度，mg/mL；V：样品溶液体积，mL；m：树脂质量，g；C_2：解析液浓度，mg/mL；V_2：解析液体积，mL。

四、总多酚和总黄酮含量的测定

按照福林-酚试剂比色法测定多酚含量，并加以改进[37]。取 1 mL 稀释到一定浓度的样品于 25 mL 试管中，加入蒸馏水至 23 mL，再分别加入 500 μL 的福林酚试剂和 300 μL 的 10%碳酸钠溶液，摇匀后在室温静置 30 min，然后在 760 nm 处测定吸光值，以没食子酸为标样制作标准曲线，结果以每克鲜样品中毫克没食子酸当量表示（mgGAE/g）。

总黄酮的测定采用三氯化铝比色法[38]，取 250 μL 样品稀释液和 2710 μL 的 30%乙醇溶液于试管中，再加入 120 μL 的 0.5 mol/L 亚硝酸钠溶液混匀，静置 5 分钟后，再加入 120 μL 10%氯化铝溶液，混匀后再放置 5 min，之后，再加入 800 μL 1 mol/L 氢氧化钠溶液，振荡混匀后在 510 nm 波长处测其吸光度。以儿茶素作标样制作标准曲线，结果以每克鲜样品中毫克儿茶素当量表示（mgCE/g）。

五、花色苷含量的测定

花色苷含量的测定采用 pH 示差法[39]。具体方法为：取 1 mL 提取液分别用 pH 1.0 的氯化钾缓冲液和 pH 4.5 的乙酸钠缓冲液定容至 50 mL，混匀后室温下放置 70 min，采用 pH 示差法（pH= 1.0 和 pH= 4.5）在 520 nm 和 700 nm 处测定溶液的吸光值，用蒸馏水空白调零。花色苷含量通过下面方程进行计算。

　　总花色苷（mg/L）＝A×MW×DF×1000/（ε×1）　　　　　　式（2-5）

式中，A＝（$A_{520\,nm}$－$A_{700\,nm}$）$_{pH=1.0}$－（$A_{520\,nm}$－$A_{700\,nm}$）$_{pH=4.5}$；

MW：矢车菊素-3-葡萄糖苷的相对分子量，449.2 g/mol；

DF：稀释因子；

ε：矢车菊-3-葡萄糖苷的摩尔消光系数，26900 L/mol/cm；

1000：由 g 转换成 mg 的转换系数。

六、DPPH 自由基清除能力的测定

DPPH 自由基清除能力的测定参考文献研究方法并略作改变[40]。先配制浓度为 0.094 mmol/L DPPH 工作液，再取 0.3 mL 样品与 1.9 mL DPPH 溶液混合均匀，避光静置反应 30 min 后在 517 nm 下测定其吸光度，以水溶性维生素 E（Trolox）为标样制作标准曲线，参照上述步骤测定样品的吸光值并计算其抗氧化能力，抗氧化能力均采用每克鲜样品中 Trolox 当量表示（μmol TE/g）。

七、铁离子还原能力（FRAP）的测定

铁离子还原能力的测定参考文献的研究方法并稍微修改[41]。将醋酸缓冲液、40 mmol/L HCl 溶液配制成的 10 mmol/L TPTZ 和 20 mmol/L $FeCl_3$ 溶液，按体积比 10：1：1 的比例混合均匀后，即制成 FRAP 试剂，于 37 ℃水浴下备用。取 0.9 mL 样品，再加上 2.7 mL 的 FRAP 试剂和 270 μL 的去离子水，混合均匀在 37 ℃下反应 30 min，然后于 595 nm 下测定其吸光值。以 Trolox 为标样制作甲醇溶液标准曲线。参照上述步骤测定样品的吸光值并计算其抗氧化能力，抗氧化能力均采用每克鲜样品中 Trolox 当量表示（μmol TE/g）。

八、ABTS 自由基清除能力的测定

ABTS 自由基清除能力的测定参考文献的研究方法并稍做改变[42]。配制 ABTS 溶液浓度为 7.4 mmol/L，配制过硫酸钾溶液 2.45 mmol/L，将两者等量

混合均匀，在黑暗中放置 12～16 h 形成 ABTS 储备液，在测定前用无水乙醇稀释成在 734 nm 波长处吸光度为 0.68～0.72 的 ABTS 工作液。取 1 mL 样品稀释液，加入 4 mLABTS 工作液，于 30 ℃ 避光反应 6 min 后于 734 nm 波长处测定吸光值。以 Trolox 为标样制作标准曲线。参照上述步骤测定样品的吸光值并计算其抗氧化能力，抗氧化能力均采用每克鲜样品中 Trolox 当量表示（μmol TE/g）。

九、统计分析

实验结果以均数±标准差表示，重复三次。P＞0.05 表示差异性不显著；0.01＜P＜0.05 表示差异性显著；P＜0.01 表示差异性极显著。

第二节　结果与分析

一、不同提取方法对黑老虎果皮多酚、黄酮的影响

（一）不同提取方法对黑老虎多酚含量的影响

三种不同提取方法超声波辅助、浸提辅助和酶法辅助对黑老虎多酚提取得率的影响见图 2-1。三种不同方法得到的紫黑品种多酚含量分别为 2.56±0.33 mg GAE/g、1.12±0.07 mg GAE/g 和 0.50±0.05 mg GAE/g，其中，超声波辅助法提取的多酚含量最高，是浸提法的 2.23 倍，是酶法提取的 5.12 倍。大红品种经超声波辅助、浸提辅助和酶法辅助得到的多酚含量分别为 3.51±0.14 mg GAE/g、2.81±0.17 mg GAE/g 和 0.59±0.06 mg GAE/g，同样超声法的多酚含量远高于浸提法和酶解法。这可能是因为超声波振动使溶剂快速地进入固体物质中，加剧体系中分子的碰撞，使有效成分分子容易扩散到溶剂中，极大地缩短了加热时间，提高了萃取效率。紫黑品种经超声波提取法下的多酚得率是酶解法的近 5 倍，大红超声波提取法的多酚得率是酶解法的近 7 倍。

（二）不同提取方法对黑老虎黄酮含量的影响

三种不同提取方法对黑老虎黄酮提取得率的影响见图 2-2。从图 2-2 可知，紫黑品种和大红品种均在超声辅助法下黄酮得率最高。且在最佳提取方法的条件下，紫黑品种的黄酮含量为 5.94±0.30 mg CE/g，大红品种的黄酮含量为 4.33±0.45 mg CE/g，紫黑品种的黄酮得率是大红品种的 1.37 倍。而大红品种在浸提法和酶解法下的黄酮得率显著高于紫黑品种。

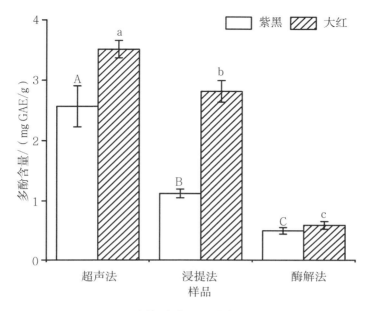

图 2-1　不同提取方法下总多酚含量的比较

注：紫黑品种的显著性差异用大写字母表示，大红品种的显著性差异用小写字母表示（下同）。

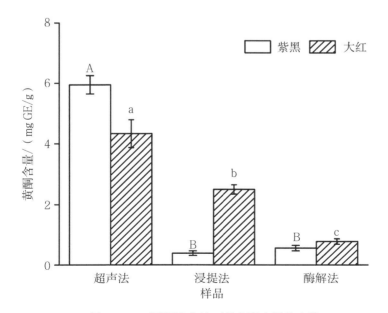

图 2-2　不同提取方法下总黄酮含量的比较

（三）不同提取方法对黑老虎花色苷含量影响

三种不同条件下提取的花色苷含量比较如图2-3所示，三种提取方法综合比较可知：超声波辅助法提取的花色苷含量最高，浸提法次之，酶法提取含量最小。并且紫黑品种的花色苷得率显著高于大红品种。在超声波辅助法下，紫黑品种的花色苷得率是大红品种的3.73倍。在浸提法的条件下，紫黑品种的花色苷得率是大红品种的2.57倍。在酶法条件下，紫黑品种的花色苷得率是大红品种的3.36倍。采用超声提取法和普通醇提法比较黑豆花色苷提取得率时，也发现超声提取法的效果显著高于醇提法，且超声法得率达到了90.85%[43]。说明采用超声波辅助提取有助于黑老虎果皮花色苷的提取，因为超声振动的空化作用能有效地促进植物的有效成分从细胞中释放出来。

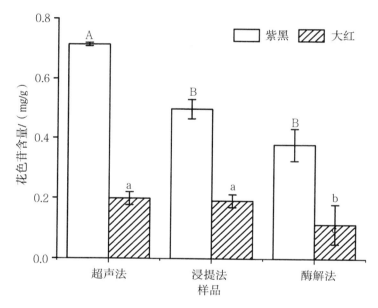

图2-3 不同提取方法下总花色苷含量的比较

二、黑老虎果皮多酚的大孔树脂纯化分离

5种大孔树脂对黑老虎中多酚、黄酮及花色苷的静态吸附能力见图2-4。在0~2 h内，随着吸附时间的增加，5种大孔树脂对多酚、黄酮及花色苷的吸附量也随之增加，部分树脂在2 h左右的多酚、黄酮及花色苷吸附量都已经达到饱和，2 h之后呈缓慢增长趋势，但LS-46D树脂在8小时多酚吸附量达到最大值。此时，LS-46D大孔树脂对紫黑的多酚吸附量为13.88 mg/g，LS-46D大

孔树脂对大红品种的多酚吸附量为 41.35 mg/g，大红品种吸附量是紫黑品种吸附量的 2.97 倍。LS-46D 大孔树脂对大红品种的黄酮吸附量为 LS-46D 大孔树脂对紫黑品种黄酮吸附量的 2.48 倍。同时，大孔树脂对大红品种的花色苷吸附量也显著高于大孔树脂对紫黑品种的花色苷吸附量。这说明 LS-46D 大孔树脂更适合黑老虎的分离纯化，可能与 LS-46D 树脂的理化特性有关，其弱极性、比表面积越大，孔径越小。同时大孔树脂是一种可回收利用材料，本实验中的大孔树脂经过处理后可重复使用，在一定程度下可节约实验成本。

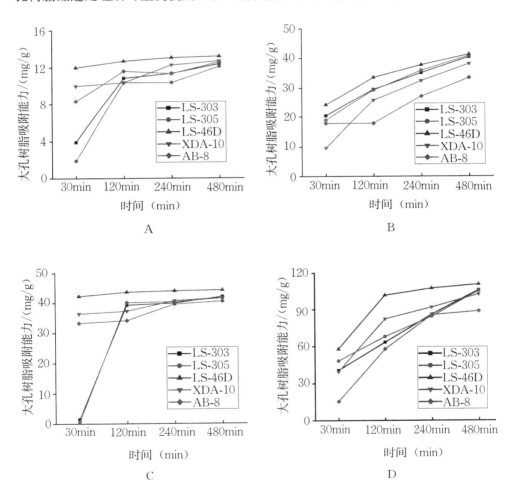

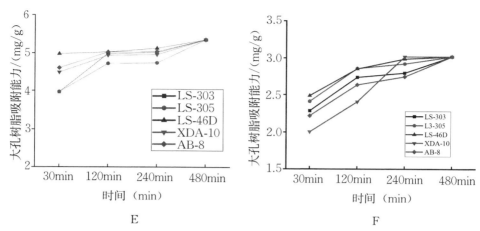

图 2-4　A、C、E 为 5 种大孔树脂对黑老虎紫黑多酚、黄酮及花色苷的静态吸附特征

图 B、D、F 为 5 种大孔树脂黑老虎大红多酚、黄酮及花色苷的静态吸附特征

　　黑老虎紫黑品种对五种大孔树脂的动态吸附实验结果见表 2-2，黑老虎大红品种对五种大孔树脂的动态吸附实验结果见表 2-2。LS-46D 大孔树脂对紫黑品种多酚的吸附率达到了 98.40%，对黄酮的吸附率达到了 98.81%，对花色苷的吸附率达到了 100%。LS-46D 大孔树脂对大红品种多酚的吸附率为 95.51%，对黄酮的吸附率为 98.76%，对花色苷的吸附率也达到了 100%。综合考虑到三种活性成分的吸附率，且由于 LS-46D 树脂重复利用率好，成本较低，所以选择 LS-46D 树脂进行下一步试验。

表 2-2　五种大孔树脂对紫黑品种及大红品种多酚、黄酮及花色苷的动态吸附与解吸特性

树脂类型		多酚		黄酮		花色苷	
		吸附率/%	解析率/%	吸附率/%	解析率/%	吸附率/%	解析率/%
紫黑	LS-303	91.24±0.52^{ab}	38.24±0.16^a	93.79±0.63^b	31.21±0.12^d	100	35.26±0.18^a
	LS-305	88.78±0.11^c	43.35±0.34^a	91.37±0.16^{bc}	93.93±0.20^a	100	43.07±0.20^a
	LS-46D	98.40±0.85^a	29.45±0.38^b	98.81±0.43^a	36.61±0.34^c	100	37.17±0.85^a
	AB-8	92.06±0.13^b	37.47±0.14^{ab}	92.90±0.19^{ab}	0.47±0.11^e	100	40.86±0.33^a
	XDA-10	93.22±0.14^b	34.67±0.64^c	90.46±0.42^d	48.35±0.18^b	100	34.87±0.46^a
大红	LS-303	93.42±0.72^{ab}	44.96±0.27^a	93.25±0.13^b	28.55±0.19^a	100	58.77±0.66^c
	LS-305	94.40±0.40^a	28.58±0.35^b	94.19±0.08^b	12.80±0.16^c	100	71.78±0.30^a

续表

树脂类型		多酚		黄酮		花色苷	
		吸附率/%	解析率/%	吸附率/%	解析率/%	吸附率/%	解析率/%
大红	LS－46D	95.51±0.31ᵃ	43.26±0.20ᵃ	98.76±0.49ᵃ	24.30±0.18ᵃᵇ	100	68.46±0.50ᵃᵇ
	AB－8	88.08±0.18ᶜ	29.04±0.30ᵇ	80.58±0.25ᶜ	5.07±0.20ᵈ	100	58.11±0.24ᶜ
	XDA－10	89.75±0.26ᵇ	44.49±0.42ᵃ	90.67±0.06ᵇ	20.68±0.10ᵇ	100	63.09±0.15ᵇᶜ

三、黑老虎果皮多酚 DPPH 自由基清除能力

　　向 DPPH 自由基溶液中加入抗氧化剂时，孤对电子开始与抗氧化剂反应，单电子与 DPPH 自由基配对，则在 517 nm 处出现强吸收被削弱。反应后的溶液由深紫色被还原成黄色或接近无色。颜色越淡，则 DPPH 自由基的清除能力越强，反之亦然。提取物的抗氧化活性单位以单位质量鲜皮中的 Trolox 当量来表示。如图 2－5 所示，对于黑老虎果皮多酚提取物而言，大红品种提取物 DPPH 自由基清除能力明显高于紫黑品种提取物 DPPH 自由基清除能力。尤其在超声辅助法下 DPPH 清除能力最强，为（30.10±0.02）μmol TE/g，大红品种超声

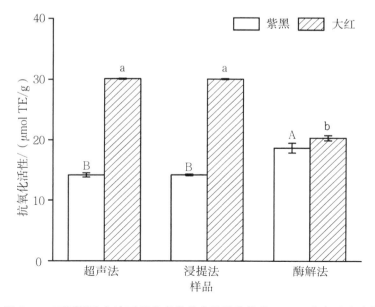

图 2－5　不同提取方法下黑老虎样品多酚提取物的 DPPH 自由基清除能力

辅助法提取物的 DPPH 自由基清除能力是紫黑品种提取物的 2.12 倍。同时，三种不同方法提取果皮多酚样品清除 DPPH 自由基的能力差异显著。对于大红品种提取物而言，超声辅助法的清除能力最强，远高于酶解法。而对于紫黑品种提取物而言，酶解法的清除能力却高于超声辅助法。这可能是因为黑老虎品种的不同造成不同提取方法的抗氧化活性之间存在明显的差异。

四、黑老虎果皮多酚铁离子还原能力

FRAP 是检测物质潜在抗氧化能力的常用方法之一，其原理是提供电子促使三价铁离子被还原成二价铁离子，促使三价铁离子与 TPTZ 络合物吸光度出现变化。由图 2-6 可知，黑老虎果皮多酚提取物的 FRAP 抗氧化活性在 8.70～92.86 μmol TE/g 范围内，且黑老虎果皮多酚提取样品的铁离子还原能力差异显著（$P < 0.05$）。

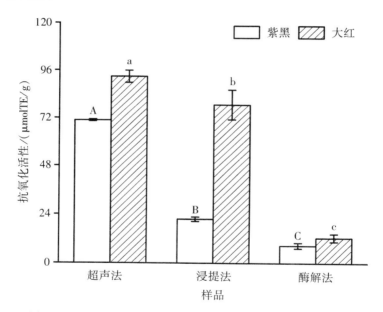

图 2-6　不同提取方法下黑老虎样品多酚提取物的铁离子还原能力

在三种不同提取方法中，超声辅助法所制备的黑老虎果皮提取物的铁离子还原能力最强，明显高于浸提法和酶解法。其中大红品种提取物的铁离子还原能力最强为（92.86±2.99）μmol TE/g，紫黑品种提取物的铁离子还原能力最弱，为 8.70±1.40 μmol TE/g。由此可知，用不同方法制备的不同品种的多酚提取物，其抗氧化能力差异显著，可能与其含量和成分有关。

五、黑老虎果皮多酚 ABTS 自由基清除能力

ABTS 在氧化剂的作用下被氧化生成蓝绿色的 $ABTS^+$，在波长 734 nm 处有强吸收峰出现。当加入抗氧化物时，抗氧化物中的未配对电子与 $ABTS^+$ 被还原成 ABTS，强吸收峰的吸光度发生改变，从而可通过检测吸光度的变化来测定反应样品的抗氧化能力。

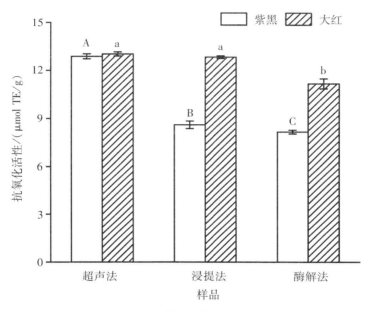

图 2-7　不同提取方法下黑老虎样品多酚提取物的 ABTS 自由基清除能力

提取物的抗氧化活性单位以单位质量鲜皮中的 Trolox 当量来表示。如图 2-7 所示，超声法提取的果皮多酚对 ABTS 自由基清除能力显著高于另两种提取方法，在超声辅助法的条件下，紫黑品种和大红品种的清除能力分别为 (12.87 ± 0.15) μmol TE/g 和 (13.02 ± 0.12) μmol TE/g。同时，在紫黑品种和大红品种之间，大红品种在三种不同提取方法下的 ABTS 自由基清除能力都明显高于紫黑品种。

六、黑老虎果皮多酚纯化前后的 DPPH 自由基清除能力

从图 2-8 可知，经过 LS-46D 大孔树脂纯化后的黑老虎紫黑品种和大红品种对 DPPH 自由基清除能力有显著提升。紫黑品种纯化前的 DPPH 自由基清除能力最低，为 (13.91 ± 1.03) μmol TE/g，而紫黑品种纯化后 DPPH 自由基清

除能力是紫黑品种纯化前 DPPH 自由基的 6.84 倍。大红品种纯化后的 DPPH 自由基清除能力最高，为（111.57±3.10）μmol TE/g，是大红品种纯化前 DPPH 自由基的 3.71 倍。

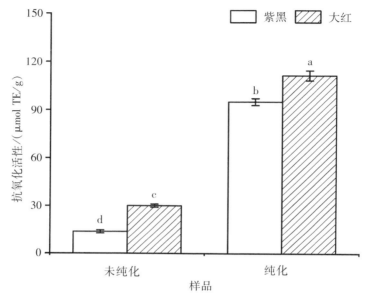

2-8　纯化前后黑老虎果皮多酚的 DPPH 自由基清除能力

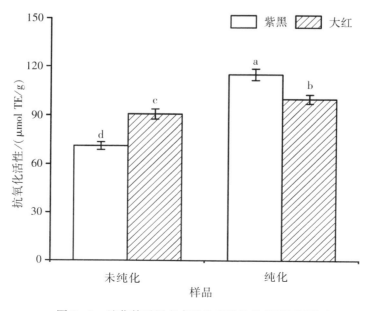

图 2-9　纯化前后黑老虎果皮多酚的铁离子还原能力

七、黑老虎果皮多酚纯化前后的铁离子还原能力

纯化前后的黑老虎果皮多酚提取物对 FRAP 铁离子还原能力如图 2-9 所示。我们从图中可以看出，各样品都对 FRAP 有较强的还原能力，大小顺序依次为：紫黑品种纯化＞大红品种纯化＞大红品种未纯化＞紫黑品种未纯化。紫黑纯化前后的清除能力分别为（71.14 ±2.43）μmol TE/g 和（115.23±3.48）μmol TE/g，纯化后 FRAP 铁离子还原能力是纯化前的 1.62 倍。而大红品种纯化前后的还原能力分别为（90.75 ±3.11）μmol TE/g 和（100.04±2.75）μmol TE/g，纯化后的 FRAP 还原能力显著提升，为纯化前的 1.10 倍。说明纯化后的黑老虎提取物的 FRAP 铁离子还原能力显著提升。

八、黑老虎果皮多酚纯化前后的 ABTS 自由基清除能力

图 2-10 是黑老虎不同样品纯化前后对 ABTS 自由基清除能力的比较。ABTS 自由基清除能力是植物多酚抗氧化能力的一个重要指标。由图可知，未纯化的黑老虎提取物和纯化后的黑老虎提取物对 ABTS 自由基清除能力有明显差异。纯化后的紫黑品种提取物的 ABTS 清除自由基能力是最强的，为（68.70±1.24）μmol TE/g，是纯化前的 5.43 倍，同时也是纯化后大红品种提取物 ABTS 自由基清除能力的 1.24 倍，说明纯化后的抗氧化能力有了显著提升。

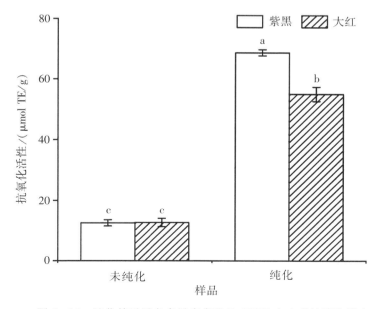

图 2-10　纯化前后黑老虎果皮多酚对 ABTS 自由基的清除能力

第三节 小结与讨论

（1）以黑老虎果皮为原料，比较三种提取方法对黑老虎活性成分的提取效果的影响。从提取得率可知，超声波辅助法提取的多酚、黄酮、花色苷含量都显著高于浸提法和酶解法。可能的原因是超声波的超导波能量产生的空穴效应能更有利于黑老虎细胞的破壁，进一步导致这些活性成分的释放。同时，不同品种的黑老虎在超声波辅助法的条件下的得率也有十分显著的差异。超声波辅助法提取大红品种多酚的含量是紫黑品种的 1.37 倍，而超声波辅助法提取紫黑品种黄酮的含量却明显高于大红品种，紫黑品种的黄酮含量为（5.94±0.3 mg/g），这可能与不同品种之间酚类和黄酮类化合物的组成与含量有关。

（2）选取超声波辅助提取方法下得到的黑老虎粗提液进行大孔树脂纯化实验，通过对 5 种国产大孔树脂（XDA-10、AB-8、LS-305、LS-46D、LS-303）的吸附量和解析率的比较，发现 LS-46D 树脂展现了较高的吸附和解析性能。对于紫黑品种提取物，LS-46D 大孔树脂对多酚、黄酮、花色苷的吸附率分别达到了 98.40%、98.81%、100%。对于大红品种提取物，LS-46D 大孔树脂对多酚、黄酮、花色苷的吸附率分别达到了 95.51%、98.76%、100%。因此 LS-46D 树脂对黑老虎果皮多酚起到了显著的富集纯化效果，但对于多酚、黄酮和花色苷的解析率不高，分别只有（29.45±0.38)%、（36.61±0.34)%和（37.17±0.85)%，但解析工艺还有待进一步优化。这可能与 LS-46D 具有合适的大孔树脂孔径和其本身的弱极性和较大的比表面积有一定的关系。综合两种黑老虎三种活性成分的结果，确定 LS-46D 大孔树脂为最佳吸附树脂。

（3）对于三种不同提取方法对黑老虎提取液抗氧化活性影响研究结果表明：超声辅助法的抗氧化活性显著高于浸提法和酶解法。在超声辅助法的条件下，大红品种提取物对 FRAP 铁离子还原能力最强，为（92.86±2.99）μmol TE/g，是紫黑品种提取物对 FRAP 铁离子还原能力的 1.31 倍。同时，大红品种提取物对 DPPH、ABTS 清除能力也显著高于紫黑品种提取物。此外，以三种体外抗氧化体系对纯化前后的黑老虎果皮提取物进行评价。结果表明：纯化前、后的黑老虎果皮提取物对 DPPH、ABTS 自由基具有很好的清除能力和铁离子还原能力，且纯化后的清除能力和还原能力显著高于纯化前。其中，紫黑品种纯化后的提取物对 ABTS 和 FRAP 的清除能力和还原能力最高，分别为（68.70±1.24）μmol TE/g 和（115.23±3.48）μmol TE/g。纯化后的紫黑品种提取物的 ABTS 清除自由基能力是最强的，为（68.70±1.24）μmol TE/g，是纯化前的 5.43 倍，而大红品种纯化后的提取物对 ABTS 自由基清除能力显著上升，是纯化后大红品种提取物 ABTS 自由基清除能力的 1.24 倍，说明纯化后的抗氧化能力有了显著提升，这可能与纯化后多酚、黄酮、花色苷的纯度增加有很大的关系。

第三章 黑老虎果皮多酚类化合物的鉴定及含量检测

黑老虎果皮多酚具有较强的生理活性，能起到治疗和预防多种氧化应激相关疾病的作用。目前对于黑老虎多酚类化合物的具体成分鲜有报道。本章采用 UPLC - QTOF/MS 技术结合相关文献及标准品信息来鉴定黑老虎果皮多酚提取物中化合物，同时进行定量检测，为黑老虎果皮的开发利用提供参考。

第一节 材料与方法

一、黑老虎多酚提取物的制备

按第二章分别制备纯化前后的黑老虎果皮多酚提取物，将所得样品进行旋转蒸发浓缩，浓缩至无溶剂气味后，于冰箱冷藏待用。

二、检测样品的配制

用甲醇将标准品溶解配制成不同浓度标准溶液，并在 4 ℃下保存。使其样品加入适量色谱级甲醇进行溶解后并定容，逐级稀释多倍后进行测定，进样前使其过 0.45 μm 的微孔滤膜。

三、色谱检测条件

色谱柱为 Agilent Poreshell C18（150 mm×2.1 mm，2.7 μm），A、B 流动相分别为乙腈和 0.1% 浓度的甲酸水溶液。线性梯度进行洗脱，具体洗脱条件见表 3-1。流速为 0.3 mL/min，进样量为 10 μL；柱温为 35 ℃。

表 3-1   流动相梯度洗脱程序

时间/min	A%	B%
0.00	3.0	97.0
1.50	3.0	97.0
2.50	20.0	80.0
28	60.0	40.0

续表

时间/min	A%	B%
31.0	60.0	40.0
31.01	3.0	97.0

四、质谱检测条件

采用双喷雾（twin spray）离子源，在正离子和负离子两种模式下采集数据，喷雾电压分别为 5500 V 和－4500 V。工作气为氮气，雾化气（GSI1）、辅助加热气（GAS2）和气帘气（CUR）的压力分别为 55 psi、60 psi、30 psi，离子源温度为 550 ℃，一级扫描范围：100～1500 Da，级累积时间：0.2 s；去簇电压：70 V。外标法校准质量数。所有质谱数据采用 SCIEX OS 软件进行采集和分析。

表 3－2　　　　　　　主要多酚类化合物的保留时间和质谱分析参数

序号	保留时间/min	分子量/（M. W）	$[M-H]^-$/$[M-H]^+$/（m/z）	特征离子碎片/（m/z）	名称
1	4.372	742	743 *	303.05	飞燕草素－3－木糖基芸香糖苷
2	4.387	154	153	109.02、108.02、91.01	原儿茶酸
3	4.444	756	757 *	287.05	矢车菊素－3－葡萄糖芸香糖苷
4	4.535	726	727 *	287.05	矢车菊素－3－木糖基芸香糖苷
5	4.601	594	595 *	287.05	矢车菊素－3－芸香糖苷
6	4.896	138	137	93.03、65.03	对羟基苯甲酸
7	5.195	448	449 *	287.05	矢车菊素－3－O－葡萄糖苷
8	5.286	168	167	152.01、108.02、91.01	香草酸
9	5.450	198	197	182.02、123	丁香酸
10	5.601	610	609	301，300，271	芦丁

续表

序号	保留时间/min	分子量/（M. W）	$[M-H]^-$/$[M-H]^+$/（m/z）	特征离子碎片/（m/z）	名称
11	5.952	432	431	341.06、311.05	牡荆素
12	6.027	464	463	301.03、300.02	金丝桃苷
13	6.095	164	163	119.05，93.03、65.03	对香豆酸
14	6.667	194	193	178.02、134.05、133.02	阿魏酸

注：带 * 表示在正离子模式下检测

五、定量检测方法

按照上述仪器条件进样分析，研究人员每样重复测定 3 次。标准品浓度作为 X（$\mu g/L$）轴和峰面积为 Y 轴，绘制标准曲线方程并进行定量分析，以信噪比 S/N＝10 时确定该方法的定量限（LOQ），以信噪比 S/N＝3 时确定该方法的检测限（LOD）。通过峰面积对 UPLC 的精密度进行实验分析。

六、统计分析

我们运用 SPSS17.0 软件进行方差分析和 t 检验，数据以平均值±标准偏差表示，P＜0.05 表示具有差异性显著。

第二节　结果与分析

一、酚类化合物的鉴定

（一）化合物 1 的鉴定

在离子流图中保留时间为 6.095 min 时产生分子离子峰 m/z：163.04 $[M-H]^-$。该化合物检出 3 个碎片离子为：119.05、93.03、65.03，分子离子峰 m/z163.04 脱去 1 分子 CO_2 得到 m/z 119.05 $[M-H-44]^-$，继续丢失 2 分子 CH 得到 m/z 93.03 $[M-H-44-26]^-$，结合文献与标准品比对信息，化合物 1 被鉴定为对香豆酸[44]。

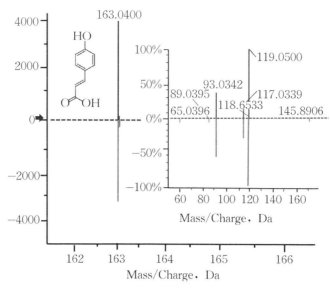

图 3-1　对香豆酸质谱图和化学结构式

（二）化合物 2 的鉴定

在离子流图中保留时间为 6.667 min 时产生分子离子峰 m/z：193.05 ［M-H］⁻。该化合物检出 3 个碎片离子：178.02、134.05 和 133.02，分子离子峰

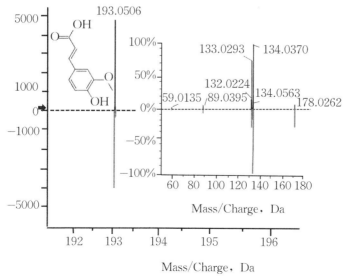

图 3-2　阿魏酸质谱图和化学结构式

m/z193.05 脱去 1 分子 CH_3 得到 m/z178.02 [M－H－15]$^-$，m/z 178.02 继续丢失 1 分子 CO_2 得到 m/z 134.05 [M－H－15－44]$^-$，结合文献与标准品比对信息，化合物 2 被鉴定为阿魏酸[44]。

（三）化合物 3 的鉴定

在离子流图中保留时间为 5.286 min 时产生分子离子峰 m/z：167.03 [M－H]$^-$。该化合物检出 3 个碎片离子：152.01、108.02 和 91.01，分子离子峰 m/z 167.03 失去 1 分子 CH_3 生成 m/z 152.01 [M－H－15]$^-$，m/z 167.03 继续失去 1 分子 CO_2 生成 m/z 108.02 [M－H－15－44]$^-$，再继续失去 1 分子 C_2H_3 得到 m/z 91.01 [M－H－15－44－27]$^-$，结合文献与标准品比对信息，化合物 3 被鉴定为香草酸[44]。

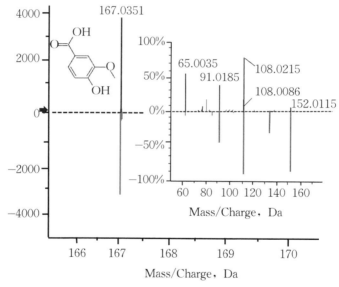

图 3-3　香草酸质谱图和化学结构式

（四）化合物 4 的鉴定

在离子流图中保留时间为 4.896 min 时产生分子离子峰 m/z：137.02 [M－H]$^-$。该化合物检出 2 个碎片离子为：93.03、65.03，分子离子峰 m/z137.02 失去 1 分子 CO_2 得到 m/z 93.03 [M－H－44]$^-$，m/z137 继续失去 1 分子 CO 得到 m/z 65.03 [M－H－44－28]$^-$，结合文献与标准品比对信息，化合物 4 被鉴定为对羟基苯甲酸[45]。

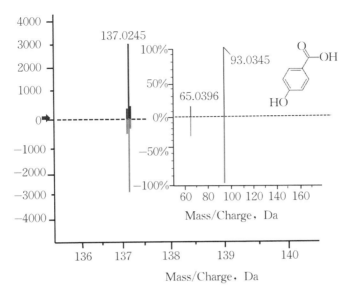

图 3-4　对羟基苯甲酸质谱图和化学结构式

（五）化合物 5 的鉴定

在离子流图中保留时间为 4.387 min 时产生分子离子峰 m/z：153.01 ［M－H］⁻。该化合物检出 3 个碎片离子：109.02、108.02 和 91.01，分子离子峰 m/z153.01 失去 1 个 CO_2 得到 m/z 为 109.02 ［M－H－44］⁻，m/z91.01 为 m/z108.02 失去 1 分子 H_2O 生成的碎片离子为 ［M－H－44－18］⁻，结合文献与标准品比对信息，故化合物 5 被鉴定为原儿茶酸[46]。

（六）化合物 6 的鉴定

在离子流图中保留时间为 5.601 min 时产生分子离子峰 m/z：609.15 ［M－H］⁻。该化合物检出 3 个碎片离子为：301.03、300.02、271.02，其中 m/z 301.03 为 m/z 609.15 的母离子失去芸香糖基后生成苷元离子 ［Y_0］⁻，其继续失去 1 分子 H_2CO 得到 m/z 为 271.02 的碎片离子，结合文献与标准品比对信息，因此可以鉴定化合物 6 为芦丁[47]。

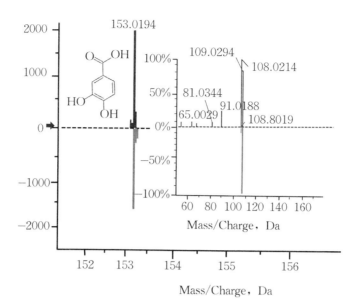

图 3-5　原儿茶酸质谱图和化学结构式

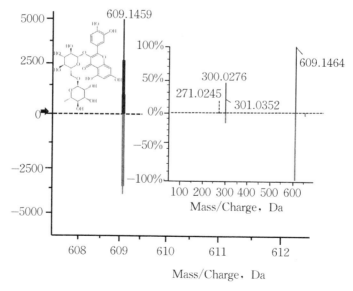

图 3-6　芦丁质谱图和化学结构式

（七）化合物7的鉴定

在离子流图中保留时间为 5.450 min 时产生分子离子峰 m/z：197.04 [M-H]⁻。该化合物检出 2 个碎片离子为：182.02、123，其中 m/z 182.02 为 m/z 197.04 的母离子失去 1 分子 CH_3 生成碎片离子 [M-H-15]⁻，其继续失去 1 分子 CH_3 和 1 分子 CO_2 得到 m/z 为 123 [M-H-15-15-44]⁻ 的碎片离子，结合文献与标准品比对信息，故化合物 6 被鉴定为丁香酸[48]。

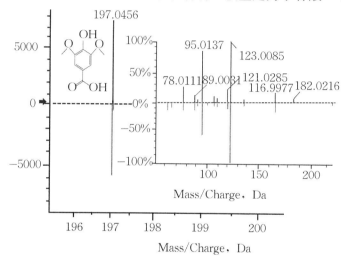

图 3-7　丁香酸质谱图和化学结构式

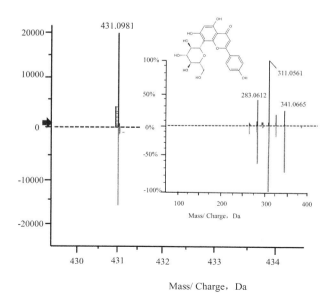

图 3-8　牡荆素质谱图和化学结构式

（八）化合物 8 的鉴定

在提取离子流图中保留时间为 5.952 min 时产生分子离子峰 m/z：431.10 [M－H]⁻。该化合物检出三个碎片离子为：341.06、311.05、283.06。m/z341.06 和 m/z311.05 和为分别为母离子糖链的裂解丢失 C3H6O3 和 C4H8O4 所产生的 [M－H－90]⁻¹ 和 [M－H－120]⁻¹ 碎片离子，m/z311 继续丢失 1 分子 CO 产生 m/z283 [M－H－120－30] 碎片离子。结合文献［49］与标准品比对信息，因此可以鉴定化合物 8 为牡荆素。

（九）化合物 9 的鉴定

在离子流图中保留时间为 6.027 min 时产生分子离子峰 m/z：463.09 [M-H]⁻。该化合物检出 2 个碎片离子为：301.03、300.02，其中 m/z463.09 在 m/z301.03 和 m/z300.02 处分别丢失葡萄糖后生成苷元离子 [Y₀]⁻ 和自由基苷元离子 [Y₀-H]⁻，结合文献与标准品对比信息，化合物 9 被鉴定为金丝桃苷[50]。

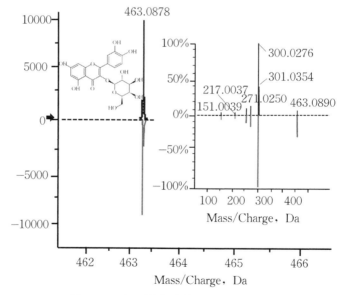

图 3-9　金丝桃苷质谱图和化学结构式

（十）化合物 10 的鉴定

在离子流图中保留时间为 4.372 min 时产生分子离子峰 m/z：743.20 [M＋H]⁺。在二级质谱中产生 m/z 303.05 的碎片离子。其中，m/z 303.05 为 m/z 743.20 失去质量数为 162 的葡萄糖基和质量数为 132 的木糖基以及质量数为 146 的鼠李糖基所得。根据其碎片离子峰特点并查阅相关文献，toki 在 1994 年研究花亚麻的花瓣中被分离鉴定到飞燕草素-3-木糖基芸香糖苷[51]。因此，化合物

10 被暂时鉴定为飞燕草素-3-木糖基芸香糖苷[6]。

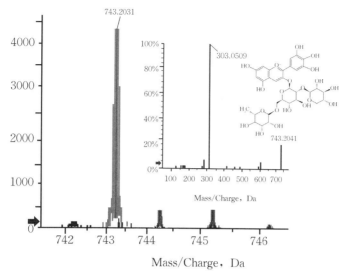

图 3-10 飞燕草素-3-木糖基芸香糖苷质谱图和化学结构式

（十一）化合物 11 的鉴定

在离子流图中保留时间为 4.444 min 时产生分子离子峰 m/z：757.22 [M＋H]+。在二级质谱中产生 m/z 287.05 的碎片离子，这表明其为矢车菊类花色苷。m/z 287.05 为 m/z 757.22 失去 2 个质量数 162 的葡萄糖基和质量数 146 的鼠李糖基所得。这与文献中报道的花色苷的特征离子峰相一致[6]，故推断该化合物为矢车菊素-3-葡萄糖芸香糖苷。

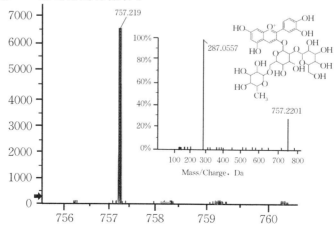

图 3-11 矢车菊素-3-葡萄糖芸香糖苷质谱图和化学结构式

（十二）化合物 12 的鉴定

在离子流图中保留时间为 4.535 min 时产生分子离子峰 m/z：727.21 ［M＋H］$^+$。在二级质谱中产生 m/z 287.05 的碎片离子，推测为矢车菊类花色苷。碎片离子 m/z 287.05 为 m/z 727.21 失去质量数为 162 的葡萄糖基和质量数 132 的木糖基以及质量数 146 的鼠李糖基所得。这与文献中所报道的花色苷特征离子峰相一致[6]，故推断该化合物为矢车菊素-3-木糖基芸香糖苷。

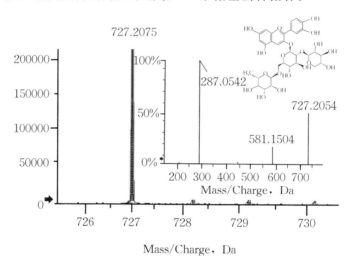

图 3-12　矢车菊素-3-木糖基芸香糖苷质谱图和化学结构式

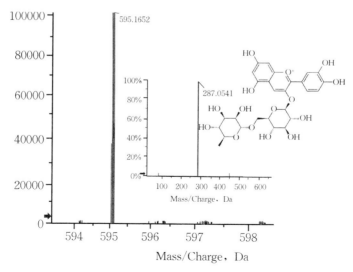

图 3-13　矢车菊素-3-芸香糖苷质谱图和化学结构式

（十三）化合物 13 的鉴定

在离子流图中保留时间为 4.601 min 时产生分子离子峰 m/z：595.17 ［M＋H］⁺。在二级质谱中产生 m/z 287.05 的碎片离子，表明其为矢车菊类花色苷。m/z 287.05 为 m/z 595.17 失去质量数 162 的葡萄糖基和质量数 146 的鼠李糖基所得。对照吸收波长和质谱特征，我们发现其存在于自然界众多的植物中，如黑米、樱桃等。故推断该化合物为矢车菊素－3－芸香糖苷。

二、方法线性范围、相关系数、检测限、定量限

表 3-3 列出了各化合物的线性回归方程、线性范围、相关系数、检测限（LOD，S/N＝3）和定量限（LOQ，S/N＝10）。结果表明，各标准品在浓度范围内均有较好的线性关系，检测限 LOD（μg/L）和定量限 LOQ（μg/L）值均很低，说明该方法具有较高的灵敏度。

表 3-3　　　　　　　　　　主要多酚类化合物标准品标准曲线

化合物	浓度范围 /(μg/L)	回归方程	r^2	LOD /(μg/L)	LOQ /(μg/L)
原儿茶酸	5～500	$y=136.27x+1070.71$	0.9936	1.30	4.33
阿魏酸	5～500	$y=613.04x+1151.34$	0.9944	0.79	2.62
芦丁	5～500	$y=41420.97x+315145.51$	0.9997	0.36	1.19
对羟基苯甲酸	5～500	$y=280.19x+(-897.50)$	0.9992	0.97	3.25
对香豆酸	5～500	$y=294.70x+1065.35$	0.9903	0.70	2.34
香草酸	5～500	$y=274.75x+1755.11$	0.9901	0.86	2.88
矢车菊素－O－葡萄糖苷	5～200	$y=1287.88x+2524.48$	0.9962	1.36	4.52
牡荆素	5～500	$y=3336.87x+(-12252.25)$	0.9953	0.86	2.86
丁香酸	5～500	$y=887.77x+(-2542.00)$	0.9945	0.27	0.91
金丝桃苷	5～500	$y=4067.97x+(-15455.61)$	0.9944	0.86	2.86

三、不同黑老虎多酚提取物中酚类化合物含量的比较

表 3-4 是不同黑老虎多酚提取物中化合物的含量。与纯化前相比，纯化后的紫黑品种提取物中各化合物的含量均显著提高，其矢车菊素－3－木糖基芸香糖

苷含量最高，为 14233.82±296.79 ng/g，是紫黑品种未纯化提取物的 1.56 倍。纯化后的紫黑品种提取物中的金丝桃苷（83.59±5.60 ng/g）、芦丁（7954.41±152.58 ng/g）及四种花青素含量远高于其他三种提取物。纯化物后的大红品种提取物中对香豆酸（236.37±22.29 ng/g）、香草酸（513.06±28.21 ng/g）、对羟基苯甲酸（720.85±17.04 ng/g）、原儿茶酸（3697.07±27.03 ng/g）、丁香酸（128.53±13.7 ng/g）含量高于其他三种提取物。

表 3 - 4　　　　　　　不同黑老虎多酚提取物中酚类化合物的含量　　　　　单位：ng/g

化合物	紫黑纯化	紫黑未纯化	大红纯化	大红未纯化
对香豆酸	191.47±19.70[b]	135.88±5.08[c]	236.37±22.29[a]	33.81±2.03[d]
阿魏酸	61.40±9.55[d]	91.68±3.89[b]	82.05±1.34[c]	519.29±5.54[a]
香草酸	494.41±37.23[b]	203.24±14.62[d]	513.06±28.21[a]	249.48±1.87[c]
对羟基苯甲酸	420.00±48.33[b]	131.80±16.62[d]	720.85±17.04[a]	232.32±5.14[c]
原儿茶酸	3507.35±25.57[b]	1517.65±59.71[c]	3697.07±27.03[a]	938.87±4.46[d]
芦丁	7954.41±152.58[a]	3704.41±43.63[b]	72.69±4.88[d]	194.32±1.06[c]
丁香酸	111.49±9.79[b]	44.41±2.75[d]	128.53±13.7[a]	57.16±0.20[c]
牡荆素	17.46±1.07[c]	12.07±1.43[c]	18.13±5.04[b]	48.83±0.92[a]
金丝桃苷	83.59±5.60[a]	15.29±1.11[d]	16.07±2.39[c]	65.16±0.69[b]
飞燕草素-3-木糖基芸香糖苷	980.88±6.70[a]	632.64±4.30[b]	159.04±4.91[c]	78.64±0.87[d]
矢车菊素-3-葡萄糖芸香糖苷	1178.49±29.87[a]	813.52±7.43[c]	943.05±14.22[b]	281.53±2.51[d]
矢车菊素-3-木糖基芸香糖苷	14233.82±296.79[a]	9095.59±61.85[b]	1483.73±13.91[c]	364.26±5.64[d]
矢车菊素-3-芸香糖苷	2645.59±17.99[a]	816.32±17.99[c]	2217.60±68.28[b]	196.00±3.03[d]

注：4 种花青素的含量以矢车菊素-3-葡萄糖苷作为定量标准。同一行不同小写字母表示数值有显著性差异（$P < 0.05$）

　　黑老虎紫黑品种和大红品种提取物虽然都含有 4 种花青素，但它们的含量及各自花青素总含量的百分比是不一样的。在黑老虎紫黑品种纯化提取物中，矢车菊素-3-木糖基芸香糖苷的含量为 14233.82±296.79 ng/g，占总含量的 74.76%；在黑老虎紫黑品种未纯化提取物中，矢车菊素-3-木糖基芸香糖苷的含量为 9095.59±61.85 ng/g，占总含量的 80.08%；在黑老虎大红品种纯化提取物中，矢车菊素-3-芸香糖苷的含量为 1483.73±13.91 ng/g，占总含量的30.88%；在黑老虎大红品种未纯化提取物中，矢车菊素-3-木糖基芸香糖苷为364.26±5.64 ng/g，占总含量的 43.27%。从中可以看出，黑老虎果皮中的主要花色苷成分为矢车菊素-3-木糖基芸香糖苷和矢车菊素-3-芸香糖苷，与文献[6]研究结果一致。

第三节　小结与讨论

花色苷是自然界中广泛存在的一大类多酚类化合物，在植物自身的保护、抗逆及代谢方面发挥着重要的作用，同时它也是植物中的一种重要活性成分。本章采用 UPLC-Q-TOF/MS 技术对黑老虎不同品种多酚提取物进行定性和定量分析，共检测出 13 种多酚类化合物类，包括 6 种酚酸类化合物、3 种黄酮类化合物和 4 种花青素类化合物。植物源的酚酸类化合物又可分为两类，一类是苯甲酸为母核酚酸类化合物，C6-C1 型骨架，另一类是羟基肉桂酸类酚酸类化合物。黑老虎果皮中鉴定出含有 5 种苯甲酸类酚酸化合物：丁香酸、香草酸、对羟基苯甲酸、原儿茶酸、对香豆酸，1 种羟基肉桂酸类酚酸化合物：阿魏酸，在酸性条件下因没食子酸和丁香酸易作为花色苷的辅助色素而使其更稳定，因此，四种花青素的含量相对较高，尤其是经过酸化甲醇的提取，再进一步纯化之后。

本研究所用的黑老虎品种为紫黑和大红，前者果皮呈偏紫红色，后者果皮呈粉红色，一般情况颜色的深浅与花色苷的含量呈一定的正比关系，本研究中两种黑老虎果皮中虽然都检测出 4 种花青素，但其具体的含量还是有很大的关系。两者所含的 4 种花青素飞燕草素-3-木糖基芸香糖苷、矢车菊素-3-葡萄糖芸香糖苷、矢车菊素-3-木糖基芸香糖苷、矢车菊素-3-芸香糖苷均为紫黑品种果皮的含量远高于大红。纯化提取液中，紫黑品种果皮中的飞燕草素-3-木糖基芸香糖苷是大红品种的 8 倍左右。矢车菊素-3-葡萄糖芸香糖苷是大红品种的近 3 倍，矢车菊素-3-木糖基芸香糖苷是大红品种的 25 倍左右，矢车菊素-3-芸香糖苷是大红品种的 4 倍左右。纯化后的紫黑品种酚类化合物以矢车菊素-3-木糖基芸香糖苷为主要成分，其含量均高于纯化前紫黑品种酚类提取物。纯化后的大红品种酚类化合物以矢车菊素-3-芸香糖苷为主要成分，其含量均高于纯化前大红品种酚类提取物，紫黑品种中的矢车菊素-3-木糖基芸香糖苷是大红品种的 9.6 倍左右。

本研究结果有利于人们对黑老虎果皮中花色苷的组成和分布情况有更深入的了解，同时也丰富了植物花色苷库。本研究共检出三种黄酮类化合物，分别为芦丁、牡荆素、金丝桃苷。其中，牡荆素及金丝桃苷都是首次在黑老虎中检测到。

第四章 黑老虎多酚对脐静脉内皮细胞氧化应激的保护作用

一般情况下，人体体内的抗氧化系统与外界环境相互作用使机体内保持促氧化与抗氧化的动态平衡，若平衡被打破，则人体会出现氧化应激反应，对人体产生危害。当氧化应激反应水平较低时，人体可通过正常的代谢来消灭自由基，但当氧化应激反应相对剧烈时，人体生成自由基清除剂的能力逐渐下降，而持续不断受到的损伤则可导致细胞死亡和引起人体疾病。所以，为预防机体损伤，达到预防疾病的目的，我们要向机体内引入一些外源性的自由基清除剂，以控制自由基的生成，从而保护人体。

植物中的天然活性成分作为良好的抗氧化剂也有着巨大潜力，而评价抗氧化活性的方法主要为三大类。其中化学评价方法有：铁离子还原力法、总氧自由基清除力法、DPPH 和 ABTS 自由基清除力法等，化学分析法只能反映单一成分的抗氧化值，不能全面地反映其在体内的变化，因此，为了使天然产物更全面地反映真实情况，建立以细胞为模型，从细胞水平上反映其抗氧化物质的变化情况。如 CAA 测定法、MTT 法、ATP 测定法等方法，可较好地反映出受试物对氧化损伤细胞活力的保护作用以及对细胞内外自由基的清除能力的影响，与化学分析法相比，评价细胞抗氧化活性更具生物相关性。且比起动物模型实验周期较长，成本高来说有一定的优势，因此在科学研究中普遍采用化学分析法和以细胞为模型的抗氧化检测方法。

人脐静脉内皮细胞（HUVEC）可以维持血管的收缩舒张，促进血管生成以及新生，在维持血管的正常功能和抗凝血等方面发挥重要作用。自由基导致血管内皮细胞的损伤，并可在血管内皮细胞受损后引起心血管疾病，如动脉粥样硬化、高血压等疾病。在心血管疾病中对生命危害最大的是动脉粥样硬化，而血管内皮细胞的氧化应激损伤和凋亡是动脉粥样硬化发生和发展过程中的重要一环，而活性氧则是导致血管内皮细胞损伤和凋亡的主要因素之一。本章通过 H_2O_2 建立 HUVEC 细胞损伤模型，初步探讨黑老虎果皮多酚提取物对 HUVEC 抗氧化活性的功能，为黑老虎果皮的进一步开发利用提供理论依据。

第一节 材料与方法

一、HUVEC 细胞培养及传代

取复苏后的 HUVEC 细胞接种于含 1％双抗和 10％胎牛血清的 1640 培养基的培养皿中，放于 5％CO_2 培养箱中进行培养，培养温度为 37 ℃。当细胞生长至贴壁 70％～80％时可进行消化传代。吸去培养皿中的旧培养基，加入 2～3 mL PBS 进行冲洗，弃去 PBS。在培养皿中加入 1 mL 胰蛋白酶，轻轻晃动培养皿使其完全覆盖住细胞并于镜下观察情况，当细胞开始脱落，无成片细胞时，加入 1 mL 完全培养基终止消化。将细胞移入离心管中，800 r/min，离心 5 min，弃去细胞上层液，加 2～3 mL 完全培养基，吹打离心管中的细胞使其分散均匀，以 1：2 的比例传代。

二、H_2O_2 诱导 HUVEC 细胞氧化应激模型的建立

HUVEC 细胞用胰蛋白酶进行消化后，将细胞密度调整为 $4×10^3$ 个/mL 接种于 96 孔板，处理组中分别加入不同浓度（20 μmol/L、30 μmol/L、40 μmol/L、50 μmol/L、60 μmol/L）H_2O_2 溶液，各组浓度各设 5 个复孔，同时设置空白对照组（只含培养基）。继续培养 24 h 后，每孔加入 MTS 溶液 10 μL，继续放置培养箱中培养 2 h 后于 490 nm 处测定吸光值，计算细胞存活率。

三、黑老虎多酚对 HUVEC 细胞的毒性作用

HUVEC 细胞用胰蛋白酶进行消化后，将细胞密度调整为 $4×10^3$ 个/mL 接种于 96 孔板，待细胞完全贴壁后，吸去旧培养基。黑老虎样品溶解于细胞培养基后用 0.22 μm 无菌膜进行过滤，处理组分别加入不同浓度的黑老虎样品（25 mg/mL、50 mg/mL、100 mg/mL、200 mg/mL、300 mg/mL），各组浓度设置 5 个复孔，同时设置空白对照组（只含培养基），于培养箱中培养 24 h 后，计算细胞存活率。

四、黑老虎多酚对 HUVEC 细胞氧化损伤的保护作用

HUVEC 细胞用胰蛋白酶进行消化后，将细胞密度调整为 $4×10^3$ 个/mL 接种于 96 孔板，将 6 孔板放在培养箱中，待细胞贴壁 4 h 以上，以不同浓度的黑老虎多酚提取物（50 mg/mL、100 mg/mL、200 mg/mL）处理内皮细胞 10 h，吸出孔内液体，再以 H_2O_2 继续处理细胞 24 h，干预结束后，向每孔加入 MTS 试

剂 10 μL，将培养板放在培养箱继续培养 2 h 后于 490 nm 波长处测定吸光值。用 MTS 检测细胞存活率。

五、总活性氧（ROS）水平的检测

将细胞培养密度按 1×10^5/mL 接种于 6 孔板，各组设 3 个复孔。采用活性氧检测试剂盒，用无血清培养基制备浓度为 10 μmol/L DCFH－DA 溶液。在细胞培养 24h 后，弃去旧培养基，加入 1 mL DCFH－DA，置于 37 ℃温度下避光培育 20 min 后，选用基础培基洗涤细胞 3 次，再用酶标仪检测 ROS 水平。

六、丙二醛（MDA）水平的检测

MDA 含量的测定参考试剂盒说明书。将细胞培养密度按 1×10^5/mL 接种于 6 孔板，各组设 3 个复孔。细胞培养 24 h 后，吸净原培养液，再用 4 ℃的 PBS 洗涤一遍细胞，随后加入细胞裂解液使其裂解，将细胞轻轻刮下，再加入 1 mL PBS 进行混匀后移到离心管中，在 1300 r/min 条件下进行离心 10 min 后收集上清液，同时用 BCA 试剂盒测定样品蛋白浓度。处理组在离心管中加入 0.1 mL 样品或者标准品和 0.2 mL MDA 工作液，空白组加入 0.1 mL 裂解液和 0.2 mL MDA 工作液。混匀后在沸水浴中进行加热 15 分钟，冷却至室温后离心 10 min。在 96 孔板中每孔加入 0.2 mL 上清液，在 532 nm 处进行测定。MDA 含量用样品组占空白对照组百分含量（％）进行表示。

七、超氧化物歧化酶（SOD）活力的测定

SOD 活力的测定参考试剂盒说明书。将细胞培养密度按 1×10^5/mL 接种于 6 孔板，各组设 3 个复孔。在培养箱中培养 24 h 后，吸弃上清液，用 4 ℃ PBS 洗涤一遍细胞，再按说明加入预先降温的 SOD 样品制备液并进行适当吹打使细胞裂解充分。然后将细胞轻轻刮下，加入 1 mL PBS 混匀后移入离心管中，在 1300 r/min 条件下离心 10 min，再收集上清液用 BCA 试剂盒测定样品蛋白浓度。取适量上清液于 96 孔板中，配置 SOD 反应启动液和酶工作液，并设置相应的样品孔和空白对照孔。加入反应启动液并充分混匀后于 37 ℃继续孵育 30 min 后用酶标仪测定。SOD 酶活力结果用样品组占空白对照组百分含量（％）进行表示。

八、谷胱甘肽还原酶（GR）活力的测定

GR 活力的测定参考试剂盒说明书。我们将细胞培养密度按 1×10^5/mL 接种于 6 孔板，各组设 3 个复孔。裂解、离心后的上清液为待测样品，用 BCA 试剂

盒测定样品蛋白浓度。在样品组中加入 100 μL 氧化型谷胱甘肽（GSSG）溶液、70 μL 检测缓冲液、20 μL 待测样品液和 10 μL NADPH 溶液；在空白对照组中加入 100 μL GSSG 溶液、90 μL 检测缓冲液和 10 μL NADPH 溶液，DTNB 溶液 6.6 μL 于 96 孔板中进行检测。混匀后，在 25 ℃、412 nm 处用酶标仪测定吸光度，每 2 min 测定 1 次，记录吸光值在 10 min 内的变化。GR 酶活力结果用样品组占空白对照组百分含量（％）进行表示。

九、统计分析

使用 Origin 9 软件进行处理和画图，利用 SPSS 17.0 软件进行方差分析，当 $P<0.05$ 则认为具有显著差异。

第二节　结果与分析

一、H_2O_2 有效作用浓度

在研究多酚等抗氧化物质的氧化损伤中，大量研究都利用 H_2O_2 来建立细胞氧化损伤模型。本实验中 H_2O_2 对 HUVEC 的有效作用浓度见图 4-1 所示，随着 H_2O_2 浓度的增加，HUVEC 细胞的存活率逐渐下降，5 个浓度均表现出了对 HUVEC 细胞的抑制作用（$P<0.05$）。H_2O_2 溶液浓度低于 40 μmol/L 时，损伤细胞程度比较低，高于 40 μmol/L 时细胞则过度损伤，为达到细胞氧化损伤模型

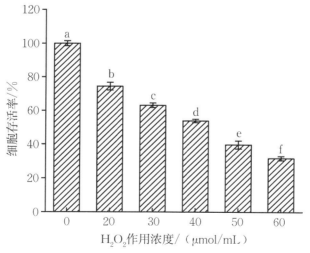

图 4-1　H_2O_2 浓度对 HUVEC 细胞存活率的影响

注：不同字母表示数值有显著性差异（$P<0.05$），下同

建立的最佳条件，选取 40 μmol/LH$_2$O$_2$ 浓度作为后续实验 H$_2$O$_2$ 浓度，此时细胞损伤几乎达到一半，细胞存活率为 53.86%。

二、黑老虎多酚对细胞存活率的影响

如图 4 - 2 所示，当紫黑作用浓度为 100 μg/mL 时，细胞存活率为 105.45%，当黑老虎多酚提取物浓度大于 100 μg/mL 时对 HUVEC 细胞有抑制作用，说明黑老虎多酚提取物中可能含有某种血管生成抑制因子。当作用浓度增大时，细胞存活率逐渐下降，此时样品可抑制细胞增殖（P<0.05），因此，后续实验浓度应小于 200 μg/mL。我们考虑到实验过程中样品本身毒性引起的细胞死亡，最终选取低（50 μg/mL）、中（100 μg/mL）、高（200 μg/mL）三个浓度进行后续实验。

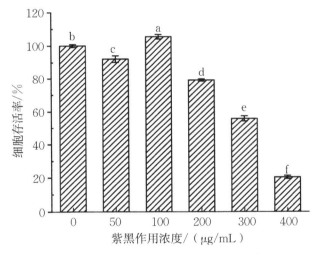

图 4 - 2　样品浓度对 HUVEC 细胞存活率的影响

如图 4 - 3 所示，在样品浓度为 50～300 μg/mL，大红样品可促进 HUVEC 细胞增殖，但样品浓度为 400 μg/mL 时，开始显现细胞毒性，细胞存活率为 89.84%，因此，后续实验浓度应控制在 200 μg/mL 范围内，考虑到实验过程中样品本身毒性引起的细胞死亡，最终选取低（50 μg/mL）、中（100 μg/mL）、高（200 μg/mL）3 个浓度进行后续实验。

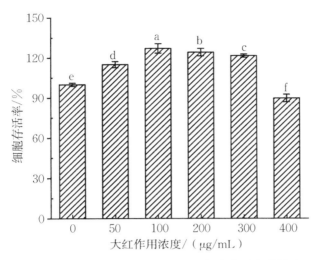

图 4 - 3　样品浓度对 HUVEC 细胞存活率的影响

三、黑老虎多酚对 H_2O_2 诱导 HUVEC 细胞存活率的影响

如图 4 - 4 所示，细胞存活率随着紫黑和大红样品的浓度的提高而提高。在 200 $\mu g/mL$ 的样品浓度下，紫黑组、大红组分别与损伤组相比，细胞存活率增加 31.13%、35.50%，显著减轻了 HUVEC 细胞的损伤（$P < 0.05$），表明紫黑和大红提取物对 H_2O_2 产生的细胞毒性有抑制作用，在一定程度上可保护 HUVEC 细胞。

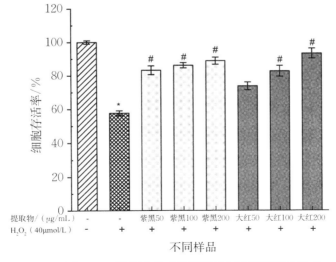

图 4 - 4　样品浓度对 HUVEC 细胞存活率的影响

注：与 control 组相比较，﹡$P < 0.05$；与损伤组比较，♯$P < 0.05$（下同）

四、黑老虎多酚对 ROS 水平的影响

ROS 在正常生理状态下能抵抗病菌入侵，杀灭恶性细胞，加快伤口愈合，通常对人体是有益的。但是，在氧化应激状态下，细胞内 ROS 累计过多，无法被完全消除，NO 等产生的过氧亚硝酸盐会使得氧化还原失去平衡，加剧细胞损伤，从而引起多种心血管疾病。

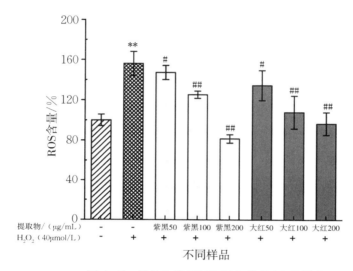

图 4-5　样品浓度 HUVEC 细胞 ROS 的影响

黑老虎样品对 H_2O_2 诱导 HUVEC 细胞内的 ROS 影响见图 4-5。细胞内 ROS 经不同浓度样品处理后均出现不同程度的降低，当紫黑样品浓度为200 $\mu g/mL$ 时，紫黑处理组比损伤组下降了 51.92%，当大红样品浓度为 200 $\mu g/mL$ 时，大红处理组比损伤组下降了 61.53%。由此可见，黑老虎多酚样品能清除或抑制细胞内 H_2O_2 诱导的 ROS 产生，从而保护受损的 HUVEC 细胞。

五、黑老虎多酚对 MDA 水平的影响

在脂质过氧化物的降解过程中，MDA 含量与细胞氧化应激水平的强弱有关。过量的自由基会使得 MDA 含量升高，过量的 MDA 导致细胞膜的结构功能被破坏，加速细胞膜的衰老。

由图 4-6 可知，细胞内 MDA 含量经不同样品浓度处理后均有明显下降趋势（$P<0.05$），且两组样品均随浓度的增加而逐渐下降，大红样品比紫黑样品更能降低损伤细胞内的 MDA 含量。当大红样品浓度为 200 $\mu g/mL$ 时，为处理组

MDA 含量最低，细胞存活率比模型组降低了 120.78%。研究表明，由于黄酮类化合物具有亲脂性，可在细胞膜磷脂双分子层中清除脂质过氧化物。由此可见，黑老虎多酚可以抑制 MDA 的生成，并对细胞膜起到保护作用从而减轻 HUVEC 细胞的氧化损伤程度。

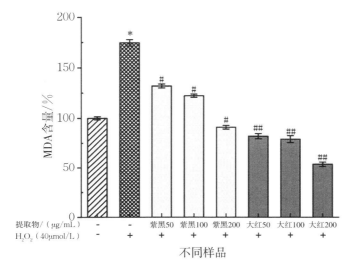

图 4-6　样品浓度对 HUVEC 细胞 MDA 含量的影响

六、黑老虎多酚对 SOD 活力的影响

SOD 是机体内主要的抗氧化酶，是对氧自由基起反应并对氧化应激反应最强的酶，其可将体内的 O_2^- 转化为 H_2O_2，继续分解转化为 H_2O 来反映细胞抗氧化损伤的能力。

由图 4-7 可知，以过 40 $\mu mol/L$ 的 H_2O_2 组诱导损伤后，HUVEC 细胞内 SOD 活力明显低于空白对照组（P＜0.05）。而黑老虎样品能显著提高细胞内 SOD 酶活力，且在实验所选定浓度范围内具有明显的剂量依赖关系，紫黑样品对 SOD 酶活性的改善作用比大红样品更为显著。当紫黑浓度为 200 $\mu g/mL$ 时，损伤细胞内 SOD 酶活力是损伤组的 1.9 倍，当大红浓度为 200 $\mu g/mL$ 时，损伤细胞内 SOD 酶活力是损伤组的 1.71 倍。虽然其 SOD 活力没有达到正常组的水平，但也有较好的提升，在一定程度上对 H_2O_2 造成的氧化损伤起到了保护作用。

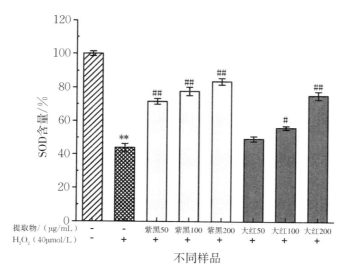

图 4-7 样品浓度对 HUVEC 细胞 SOD 酶活力的影响

七、黑老虎多酚对 GR 活力的影响

谷胱甘肽（GSH）是重要的非酶抗氧化剂之一，可以清除自由基和一些有机过氧化物，减少机体的氧化损伤。GR 是一种广泛存在的氧化还原酶，可以催化 NADPH 还原 GSSG 生成 GSH，在氧化胁迫反应中对活性氧清除起关键作用。

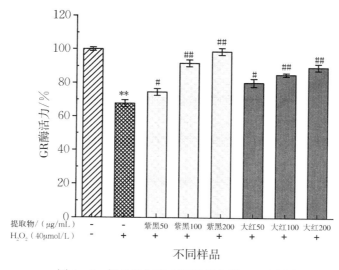

图 4-8 样品浓度对 HUVEC 细胞 GR 酶活力的影响

由图 4-8 可知，H_2O_2 浓度为 40 $\mu mol/L$ 时，HUVEC 细胞内 GR 酶活力与空白对照组相比显著降低（$P < 0.05$）。在浓度为 50 $\mu g/mL$ 样品处理时，GR 酶活力与模型组相比无显著性差异（$P > 0.05$），在最高处理浓度（200 $\mu g/mL$）下，紫黑和大红样品组损伤细胞内 GR 酶活力分别是模型组的 1.45 倍和 1.32 倍。因此，样品处理浓度在 200 $\mu g/mL$ 时能提高 GR 酶活性，增强 HUVEC 细胞的抗氧化损伤能力。

第三节　小结与讨论

近年来由于生活质量的不断提高，人们越来越重视食品安全和健康以及食品的保健功能。通过摄入天然功能性食品已经成为人们预防和控制疾病的重要手段。因此，寻找天然、安全的植物以及如何高效利用及提高果蔬植物的营养价值已经成为越来越多专家学者的研究热点。

血管内皮细胞凋亡或缺失是诱发心血管疾病的重要因素之一，而氧化应激是其背后的关键因素。氧化应激引起的血管内皮细胞损伤牵连了多种信号途径和细胞因子，其在血管功能过程中起着重要作用。ROS 作为氧化应激代表，在细胞中发挥信号转导、增殖和凋亡等功能，通常以 H_2O_2 为诱导剂。本章以 H_2O_2 诱导 HUVEC 细胞建立氧化损伤模型。选取 40 $\mu mol/L$ H_2O_2 浓度为细胞毒性实验中的建模浓度，此时细胞的存活率为 53.86%。紫黑样品和大红样品浓度均小于 200 $\mu g/mL$，同时设置了低中高三个浓度来消除样品本身毒性作用引起的细胞死亡。在一定程度上，大红样品和紫黑样品对 HUVEC 细胞氧化应激损伤具有很好的保护效应，它们能明显提高损伤细胞的存活率，增加细胞 SOD 活性，降低 MDA 含量，并且呈一定浓度依赖性，浓度越高，作用越明显。各浓度处理均显著降低了 ROS 水平，且两个样品在 200 $\mu g/mL$ 时可显著提高 GR 酶活性。

本章实验可以看出黑老虎果皮多酚对 H_2O_2 诱导的 HUVEC 细胞损伤具有较好的保护作用。通过纯化前后的 ROS、MDA 水平的变化、SOD、GR 酶活力的变化，也可以说明黑老虎果皮多酚提取物直接或间接参与细胞信号通路的表达，与氧化应激程度有关。本实验从黑老虎果皮中，共鉴定出 13 种多酚类化合物，这些酚类化合物都具有较好的抗氧化活性作用，尤其是含量较高的原儿茶酸和芦丁，有研究表明黄酮化合物芦丁有舒张血管、清除自由基、抑制生物膜上不饱和脂肪酸的过氧化从而起到抗氧化作用。有研究表明，芦丁对人晶状体上皮细胞氧化损伤的保护作用主要与 ROS 的减少有关[52]，其中 SOD、MDA 和 GSH 的变化情况与本实验一致。而本文中纯化后的紫黑提取物中芦丁含量最高，紫黑对于 HUVEC 的保护作用也比大红效果更为显著，可能是芦丁与提取物中的物质起到了协同保护效果。原儿茶酸也具有很好的抗氧化、抑菌、抗炎等生物活性，原儿茶酸对于七氟醚暴露前用预处理可显著减少新生小鼠大脑海马区的细胞凋亡、炎症和氧化应激，原儿茶酸对于甲萘醌诱导的大鼠肝毒性也具有保护作用。同时，花青素一般都具有抗氧化应激、保护心血管、抗炎症功效，矢车菊素-3-芸香糖苷和矢车菊素-3-葡萄糖苷可以减少癌细胞的增长，有一定的抗癌活性。黑米、桑椹、黑树莓中也含有矢车菊素-3-芸香糖苷且展现了一定的抗氧化活性，本章中的紫黑纯化物的花青素含量较高，对细胞氧化应激的效果也较好，可能是因为其化合物起到了协同保护作用。金丝桃苷在低剂量时（12.5 mg/kg）就能降低小鼠血清中 ALT、AST 水平，升高 SOD 活性，对乙醇损伤的小鼠急性酒精性肝损伤呈现出一定的保护作用，其作用机制可能与其抗氧化作用和抑制脂质过氧化损伤有关。本研究为黑老虎果皮作为抗氧化剂功能食品的开发提供了一定的实验依据。

第五章　不同干燥方式对黑老虎果皮活性成分的影响

  黑老虎作为一种珍稀水果，具有抗心血管病、抑菌抗炎、抗氧化等功能，果皮中富含黄酮、多酚等抗氧化成分，加工过程主要取果肉部分，且其可食部又较少，造成果皮的大量浪费。如果能很好利用黑老虎果皮将有巨大价值。干燥处理能够延长物料的保质期，大多数原料都可以利用干燥技术脱水延长保质期，目前食品加工领域应用较广泛的干燥方法主要包括自然干燥（晒干、阴干）、真空冷冻干燥、热风干燥、微波干燥等，但是不同的干燥技术对原料成分的影响是不同的，因此，选择合适的干燥方式对原料成分及感官品质有很大影响。热风干燥是利用风能将热量传递给物料，物料中的水分吸收能量并扩散，从而从物料中除去水分。在热风干燥期间，发生美拉德反应和酶促反应，这导致物料的颜色变化和活性成分损失。然而，热风干燥设备操作简单方便，目前被广泛使用。自然干燥，包括晒干和阴干，是指在自然条件下，利用太阳辐射及风能来干燥水果蔬菜的方法，但是受环境因素影响较大，且干燥时间长，长时间暴露在空气中物料发生氧化反应，从而影响物料品质。真空冷冻干燥是将材料预冷至低于冰点并在真空中升华以完成脱水。此干燥方法可以在很小程度上破坏材料的颜色和风味，原质构也不会发生很大的变化。活性成分也不会受到较大的损失，但这种方式设备昂贵，也有技术要求，因为这一缺点，很多企业不会选择此干燥方式。微波干燥使用微波加热来产生热量，并且电磁波辐射在原料的表面上。内部水分子高速旋转并蒸发到外面进行干燥。微波干燥主要是依靠微波能量和热能之间的互相转换得以实现的。微波技术在我国发展起步晚，但因为微波干燥有很多优点，如微波设备简单，操作方便，所用干燥时间短但产品的效率高，所以发展较快，逐渐应用于食品加工业，并可作为辅助干燥方式用于联合干燥的研究。

  本章通过不同干燥方式处理后提取黑老虎皮中活性成分，测定果皮中多酚、黄酮、维生素 C 及花色苷含量，比较这些物质的含量和抗氧化能力的强弱，探究最佳干燥方式，为今后开发新型抗氧化产品提供理论基础，为黑老虎的研发和相关产品的大规模生产提供科学依据。

第一节　材料与方法

一、黑老虎果皮的不同干燥方法

实验材料为采自湖南怀化通道的紫黑和大红两种黑老虎。

（1）真空冷冻干燥。分别称取 100 g 手工剥离的新鲜的紫黑和大红黑老虎果皮于 −20 ℃进行预冻，再于 −57.9 ℃温度，7Pa 压力的条件下进行真空冷冻干燥 48 小时，之后将其粉碎过 60 目筛，放入干燥器避光保存。

（2）微波干燥。分别称取 100 g 手工剥离的新鲜的紫黑和大红黑老虎果皮平铺于微波炉可使用的干净容器中，放入微波炉中干燥 2 min 后，取出冷却 5 min，重复上述操作直到质量变化在 0.2 g 以内，将其粉碎过 60 目筛，放入干燥器中避光保存。

（3）热风干燥。分别称取 100 g 手工剥离的紫黑和大红黑老虎果皮，分别置于 40 ℃、50 ℃、60 ℃条件下进行热风干燥，取出的干燥后的样品置于干燥器中冷却，称重并记录直至质量变化在 0.2 g 内。粉碎过 60 目筛，放干燥器避光保存。

（4）晒干。分别称取 100 g 手工剥离的紫黑和大红黑老虎果皮，平铺于干净容器中，放于室外温度 20 ℃～28 ℃，空气湿度 40％左右太阳直射的地方干燥，每天记录重量变化，直至其质量变化在 0.2 g 以内，将其粉碎通过 60 目筛，放入干燥器中避光保存。

（5）阴干。分别称取 100 g 手工剥离的紫黑和大红黑老虎果皮，平铺于干净容器中且不宜过厚，在实验室内 20 ℃～28 ℃，空气湿度 50％左右的地方阴干，每天记录其重要变化直至其质量变化在 0.2 g 以内，将其粉碎通过 60 目筛，放入干燥器中避光保存。

二、黑老虎果皮活性成分的提取

称取 1 g 干燥粉碎处理的果皮于锥形瓶中，以 1∶20 g/mL 的料液比加入 60％乙醇（含 0.1％盐酸）20 mL，超声温度 40 ℃提取 60 min，4000 r/min 离心 8 min，取上清液，向沉淀中加入 10 mL 提取液，重复上述步骤，将提取物合并两次。

（一）多酚含量的测定

按照福林-酚试剂比色法测定多酚含量，并加以改进。取 1 mL 稀释到一定浓度的样品于 25 mL 试管中，加入蒸馏水至 23 mL，再分别加入 500 μL 的福林酚试剂和 300 μL 的 10％碳酸钠溶液，摇匀后在室温静置 30 min，然后在 760 nm 处测定吸光值，以没食子酸为标样制作标准曲线，结果以每克干样品中毫克没食子酸当量表示（mg GAE/g DW）。

（二）黄酮含量的测定

总黄酮的测定采用三氯化铝比色法，取 250 μL 样品稀释液和 2710 μL 的 30％乙醇溶液于试管中，再加入 120 μL 的 0.5mol/L 亚硝酸钠溶液混匀，静置 5 分钟后，再加入 120 μL10％氯化铝溶液，混匀后再放置 5 min，之后，再加入 800 μL1mol/L 氢氧化钠溶液，振荡混匀后在 510 nm 波长处测其吸光度。以儿茶素作标样制作标准曲线，结果以每克干样品中毫克儿茶素当量表示（mgCE/g DW）。

（三）维生素 C 含量的测定

参照文献[72]的方法并加以适当修改。具体方法：准确称取 0.050 g 抗坏血酸，加入 10 mL 10％HCl 溶解，混合，并用 500 mL 蒸馏水定容至刻度，混匀，得 100 μg/mL 维生素 C 标准溶液。分别移取 100 μg/mL 维生素 C 标准溶液 0.5 mL、1.0 mL、1.5 mL、2.0 mL、2.5 mL、3.0 mL、4.0 mL、5.0 mL 于 50 mL 容量瓶中，蒸馏水定容至刻度摇匀，蒸馏水用作空白，测量波长为 243 nm，以维生素 C 浓度为横坐标，吸光度为纵坐标作标准曲线。根据标曲方法测定样品中维生素 C 的含量，取出 1.0 mL 提取液，加入 2 mL 10％盐酸至 50 mL 容量瓶中。蒸馏水定容至刻度，摇匀。蒸馏水用作空白，并且在 243 nm 的波长下测量波长。然后，在 50 mL 容量瓶中，加入 1.0 mL 提取液，10 mL 蒸馏水和 4 mL 1 mol /L NaOH 溶液，充分摇匀，静置 20 分钟后加入 4 mL 10％HCl，混合并定容。使用蒸馏水作为空白，在波长 243 nm 下测量波长。平行三组，测量吸光度，计算维生素 C 含量。

$$维生素 C 含量（mg/g）= \frac{C \times V\,总 \times V\,待测总}{V1 \times W\,总} \qquad 式（5-1）$$

式中：C 为根据标准曲线方程计算的维生素 C 浓度，μg/mL；

　　　$V1$：测量吸光度时吸取的样品溶液的体积，mL；

　　　V 总：吸取样品定容的总体积，mL；

　　　V 待测总：待测样品总体积，mL；

　　　W 总：样品质量，g。

（四）花色苷含量的测定

花色苷含量的测定采用 pH 示差法。具体方法为：取 1 mL 提取液分别用 pH 1.0 的氯化钾缓冲液和 pH 4.5 的乙酸钠缓冲液定容至 50 mL，混匀后室温下放置 70 min，采用 pH 示差法（pH= 1.0 和 pH= 4.5）在 520 nm 和 700 nm 处测定溶液的吸光值，用蒸馏水空白调零。花色苷含量通过下面方程进行计算，结果以每克鲜样品中矢车菊素-3-葡萄糖苷表示（mg CYE/g）。

$$总花色苷（mg/L）＝A×MW×DF×1000/（ε×1）\qquad 式（5-2）$$

式中，$A＝（A_{520\,nm}－A_{700\,nm}）_{pH\,1.0}－（A_{520\,nm}－A_{700\,nm}）_{pH\,4.5}$；

MW：矢车菊素-3-葡萄糖苷的相对分子量，449.2 g/mol；

DF：稀释因子；

ε：矢车菊-3-葡萄糖苷的摩尔消光系数，26900 L/mol/cm；

1000：由 g 转换成 mg 的转换系数。

三、黑老虎果皮抗氧化活性测定

在本实验中，用 DPPH，FRAP 和 ABTS 三种方法测定黑老虎的抗氧化活性，并比较不同干燥方法中的黑老虎果皮的抗氧化活性大小。

（一）DPPH 自由基清除能力的测定

DPPH 自由基清除能力的测定参考文献[40]研究方法并略做改变。先配制浓度为 0.094 mmol/L DPPH 工作液，再取 0.3 mL 样品与 1.9 mL DPPH 溶液混合均匀，避光静置反应 30 min 后在 517 nm 下测定其吸光度，以水溶性维生素 E（Trolox）为标样制作甲醇溶液标准曲线，参照上述步骤测定样品的吸光值并计算其抗氧化能力，抗氧化能力均采用每克干样品中 Trolox 当量表示（μmol TE/g）。

（二）FRAP 法测定抗氧化活性

铁离子还原能力的测定参考文献[41]的研究方法并稍微修改。将醋酸缓冲液、40 mmol/L HCl 溶液配制成的 10 mmol/L TPTZ 和 20 mmol/L $FeCl_3$ 溶液，按体积比 10∶1∶1 的比例混合均匀后，即制成 FRAP 试剂，于 37 ℃水浴下备用。取 0.9 mL 样品，再加上 2.7 mL 的 FRAP 试剂和 270 μL 的去离子水，混合均匀在 37 ℃下反应 30 min，然后于 595 nm 下测定其吸光值。以 Trolox 为标样制作甲醇溶液标准曲线。参照上述步骤测定样品的吸光值并计算其抗氧化能力，抗氧化能力均采用每克干样品中 Trolox 当量表示（μmol TE/g）。

（三）ABTS 自由基清除能力的测定

ABTS 自由基清除能力的测定参考文献[42]的研究方法并稍做改变。配制 ABTS 溶液浓度为 7.4 mmol/L，配制过硫酸钾溶液 2.45 mmol/L，将两者等量混合均匀，在黑暗中放置 12~16 h 形成 ABTS 储备液，在测定前用无水乙醇稀释至 734 nm 波长处吸光度为 0.68~0.72 的 ABTS 工作液。取 1 mL 样品稀释液，加入 4 mL ABTS 工作液，于 30 ℃避光反应 6 min 后于 734 nm 波长处测定吸光值。以 Trolox 为标样制作甲醇溶液标准曲线。参照上述步骤测定样品的吸光值并计算其抗氧化能力，抗氧化能力均采用每克干样品中 Trolox 当量表示（μmol TE/g）。

四、统计分析

实验中每组数据平行测 3 次，最后结果用平均值± 标准偏差（SD）表示。采用 Oringin 软件进行绘图，SPSS 软件用于统计分析。相关性的检测采用斯皮尔曼来（Spearman）相关系数进行表示。

第二节　结果与分析

一、不同干燥方式处理后黑老虎果皮的得率

不同品种的黑老虎果皮在不同干燥处理后的质量得率结果见表 5 - 1，不同干燥方式下大红果皮得率大于紫黑，这可能是由于大红皮较紫黑皮厚，在相同干燥处理条件下，紫黑皮薄容易脱水干燥，最后所得质量较轻。

表 5 - 1　　　　不同干燥方式后黑老虎果皮质量变化及所用干燥时间

干燥方式	品种	湿重/g	干重/g	得率/%	干燥所用时/h
真空冷冻	紫黑	100± 0.12	11.26± 0.12	11.26	50
	大红	100± 0.14	15.22± 0.15	15.22	50
微波	紫黑	100± 0.11	14.92± 0.14	14.92	0.3
	大红	100± 0.09	17.73± 0.07	17.73	0.4
40 ℃热风	紫黑	100± 0.08	13.37± 0.08	13.37	36
	大红	100± 0.09	15.14± 0.09	15.14	36
50 ℃热风	紫黑	100±0.15	14.75± 0.14	14.75	32
	大红	100± 0.14	16.57± 0.16	16.57	32
60 ℃热风	紫黑	100± 0.18	14.86± 0.15	14.86	32
	大红	100± 0.12	15.57± 0.06	15.57	30
晒干	紫黑	100± 0.14	13.49± 0.08	13.49	24
	大红	100± 0.18	15.18± 0.08	15.18	24
阴干	紫黑	100± 0.17	11.02± 0.02	11.02	30
	大红	100± 0.08	13.95± 0.08	13.95	30

比较同一品种不同干燥方式的得率，紫黑果皮：微波干燥＞60 ℃热风＞

50 ℃热风＞晒干＞40 ℃热风＞冷冻干燥＞阴干；大红果皮：微波干燥＞50 ℃热风＞60 ℃热风＞真空冷冻＞晒干＞40 ℃热风＞阴干。在不同干燥方式处理下，其质量变化趋势不同，可能是因为物料脱水受很多因素影响，且不同干燥处理的果皮厚度表面积大小不同，这会影响干燥速度，从而导致不同的趋势，干燥速度受干燥温度和干燥时间的影响。其中阴干的黑老虎果皮质量得率最低（大红果皮13.95％，紫黑果皮11.02％），这可能是因为当它达到恒定质量时需要最长的干燥时间。而冷冻干燥时的得率较低，紫黑果皮干燥后质量得率为11.26％，大红果皮干燥后的质量得率为15.22％，得率较低，说明冷冻干燥脱水效果较好，其中微波干燥得率最高，紫黑达14.92％，大红达17.73％，且微波干燥时所花时间最短。

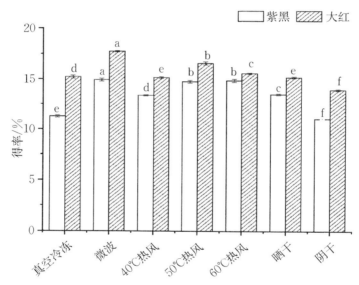

图 5-1　不同干燥方式对黑老虎果皮质量得率的影响

二、不同干燥方式处理后黑老虎果皮感官品质影响

不同干燥处理后的果皮见图 5-2，新鲜黑老虎果皮大红皮较紫黑皮厚，在不同干燥方式处理后两种黑老虎果皮呈现的品质不同。

真空冷冻干燥后的果皮显色接近新鲜颜色，果皮质结构疏松多孔；微波干燥后的果皮颜色不均匀，有些部分呈烧焦状，这可能与微波干燥辐射不均有关；热风干燥的果皮颜色不鲜艳，颜色损失较严重，这是由于干燥时间长，在干燥过程中主要发生的美拉德反应会导致颜色的变化；晒干较阴干基本保持新鲜颜色，这是因为晒干较阴干时间短，长时间暴露在空气中易发生氧化反应，导致阴干的颜色变化较大。综上所述，黑老虎果皮干燥后品质好坏程度呈现以下趋势：真空冷冻干燥感官品质最好，其次是晒干，微波干燥，再其次是热风干燥，最后是阴干。

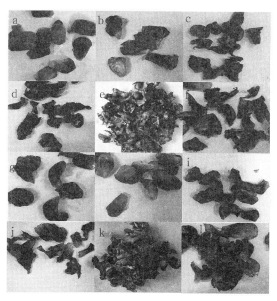

图 5-2 新鲜及干燥后得果皮（a~l 分别为新鲜紫黑果皮、真空冷冻干燥紫黑果皮、微波干燥紫黑果皮、热风干燥紫黑果皮、晒干紫黑果皮、阴干紫黑果皮；新鲜大红果皮、真空冷冻干燥大红果皮、微波干燥大红果皮、热风干燥大红果皮、晒干大红果皮和阴干大红果皮）

三、不同干燥方式对黑老虎果皮活性物质含量的影响

（一）不同干燥方式对黑老虎果皮多酚含量的影响

不同干燥方式对果皮多酚含量的影响结果见图 5-3 所示。首先，不同干燥方式的处理多酚含量不同，其呈现以下规律：真空冷冻＞热风干燥＞晒干＞阴干＞微波，有研究表明，在干燥过程中，多酚含量降低的主要原因是干燥过程中物料的细胞壁遭到破坏，多酚氧化酶得到不同程度的释放，多酚因发生氧化而减少。在干燥及超声波提取过程中物料细胞被不同程度破坏，提取时就会有不同提取率，而真空冷冻干燥过程形成的冰晶破坏了物料的细胞结构，促进了酚类的物质的提取，此外，真空低温条件更有利于多酚的保存，这可能导致真空冷冻干燥后有高含量的多酚，其紫黑果皮多酚含量达（5.560± 0.071）mg GAE/g DW，大红果皮为（4.468±0.054）mg GAE/g DW，真空冷冻干燥多酚含量与 Sogi[53]等研究的 4 种干燥方式干燥芒果的结果一致。此外，黑老虎果皮中一些木质素在

高温高压条件下易水解溶解成低分子量酚类化合物，这可能就是热风干燥多酚含量较高的原因。在干燥过程中，若长时间暴露在空气中，引起氧化反应，导致多酚的损失，这可能就是自然干燥果皮中多酚含量较低的原因。而微波干燥多酚含量最低：紫黑果皮为（1.333± 0.19）mg GAE/g DW，大红果皮为（1.227± 0.024）mg GAE/g DW，这可能是因为微波辐射影响酚类物质的保留。另外不同干燥方式的黑老虎果皮多酚含量均呈现紫黑果皮高于大红果皮的规律。

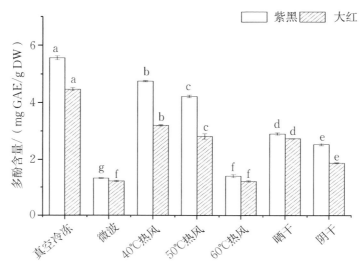

图 5-3　不同干燥方式对黑老虎果皮多酚含量的影响

（二）不同干燥方式对黑老虎果皮黄酮含量的影响

图 5-4 是不同干燥方式下黑老虎果皮黄酮含量的比较图。由图，我们可知黄酮含量和多酚含量都是在真空冷冻干燥下最高，其紫黑果皮为（7.229± 0.046）mg CE/g DW，大红皮的含量为（8.140± 0.063）mg CE/g DW，其中，黄酮含量最低的为晒干干燥［紫黑果皮黄酮含量为（3.866± 0.087 mg）CE/g DW，大红果皮黄酮含量为（4.126±0.079）mg CE/g DW］，其中总体趋势为大红黑老虎果皮比紫黑果皮黄酮含量高。黄酮类化合物属于酚类，具有与酚类相似的稳定性，类黄酮包括花青素、黄酮醇、黄烷醇及原花青素等，与其他酚类化合物一样，温度对类黄酮的影响很大，有研究表明，如果是在 45 ℃条件下长时间存放的情况下物料中的总黄酮的含量会减少[54]，其中真空冷冻干燥可有效避免物料受热和氧化，黄酮能够较好地保留，所以其黄酮含量最高。而晒干产品总黄酮含量显著低于其他干燥方式，可能是因为阳光的辐射，且暴露在空气中时间长，水分蒸发导致黄酮降解加剧。在 40 ℃热风干燥时黄酮含量较高，紫黑果皮黄酮含量为

（6.238± 0.063）mg CE/g DW，大红果皮为（7.199± 0.046）mg CE/g DW，这可能是因为短期的高温处理对总酚和总黄酮含量影响不大，因为温度较高，干燥速度快，相关酶的活性有所降低，酶的作用时间短，所以这样短时间的高温对其并无较大影响。

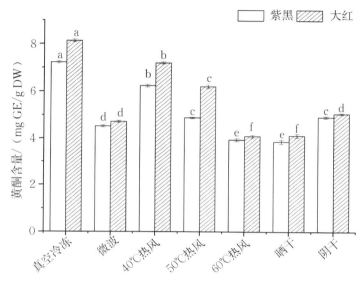

图 5-4 不同干燥方式对黑老虎果皮黄酮含量的影响

（三）不同干燥方式对黑老虎果皮花色苷含量的影响

图 5-5 显示了不同干燥方式对黑老虎果皮花色苷的影响，由图可知不同干燥方式对花色苷的含量影响显著，其中真空冷冻干燥与阴干含量较高，真空冷冻干燥中，紫黑果皮的花色苷含量为（7.354± 0.026）mgCYD-3-G/g DW，大红果皮花色苷含量为（4.748± 0.010）mg CYD-3-G/g DW；阴干的紫黑果皮花色苷含量为（4.881± 0.084）mg CYD-3-G/g DW，大红果皮的花色苷含量为（2.981± 0.012）mg CYD-3-G/g DW。花色苷的稳定性受到光、温度、氧气、pH 及酶等因素的影响，光照及高温易导致其分解，温度对花色苷有很大影响，花色苷的热稳定性差，受温度的影响较大，研究表明在高温条件和储存过程中花色苷会不断发生降解[55]。冷冻干燥及阴干无光照且温度又偏低，尤其是真空冷冻干燥，低温使得花色苷降解酶的活性有所降低，相反微波干燥、热风干燥及晒干等处理花色苷含量偏低，且热风干燥中随着温度的升高，花色苷含量降低，40 ℃热风干燥的紫黑果皮花色苷含量约为 60 ℃热风干燥的 1.9 倍，紫黑果皮真空冷冻干燥约为微波干燥的 4.8 倍；晒干的花色苷含量约为阴干的一半，这可能是因为晒干处

理所用的时间比阴干短，但也有可能花色苷含量受到光照辐射的影响较大。

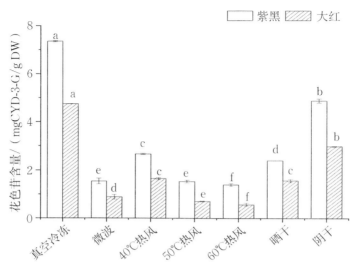

图 5-5　不同干燥方式对黑老虎果皮花色苷含量的影响

（四）不同干燥方式对黑老虎果皮维生素 C 含量的影响

不同干燥方式下的黑老虎果皮的维生素 C 含量如图 5-6 所示。

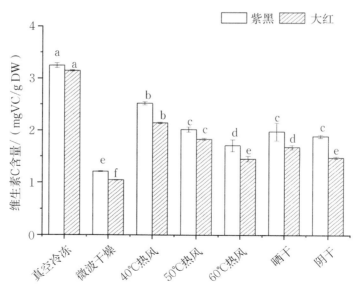

图 5-6　不同干燥方式对黑老虎果皮维生素 C 的含量影响

可以看出不同干燥方式下维生素 C 含量分布如下：真空冷冻＞40 ℃热风＞晒

干＞50 ℃热风＞阴干＞60 ℃热风＞微波。维生素 C 非常活泼，在光、氧、辐射及其他因素影响下易被破坏。维生素 C 在物料干燥过程中会发生氧化反应，且被氧化程度会因干燥时间及干燥温度的增加而增加，这样，维生素 C 含量会减少。真空冷冻干燥维生素 C 含量最多，其中紫黑果皮在真空冷冻干燥后维生素 C 的含量达（3.245±0.045）mg/g DW，大红果皮维生素 C 含量为（3.146± 0.012）mg/g DW，主要是真空条件氧浓度较低，虽然维生素 C 在低氧条件下也会发生降解，但这种降解速度及程度远远低于在有氧条件下的降解，因此维生素 C 含量不会发生很大的变化。微波干燥虽然时间短，但在短时间内由于温度上升快，造成维生素 C 的大量损失，其紫黑维生素 C 含量为（1.209±0.007）mg/g DW，大红维生素 C 含量为 1.047±0.007 mg/g DW，微波干燥的大红果皮的含量仅为真空冷冻干燥的 1/3 左右。在干燥条件较为温和的自然干燥中，晒干维生素 C 含量略高于阴干，可能是因为在干燥过程中阴干所需时间较晒干长，由于物料长时间暴露在空气中，发生部分氧化，导致维生素 C 的含量有所降低。在热风干燥中，维生素 C 含量随着温度的升高而降低，这可能是因为维生素 C 受温度的影响较大，温度越高，维生素 C 含量损失越严重。

（五）不同干燥后活性成分保留率

不同干燥方式对黑老虎果皮活性成分保留率见表 5-2，其中真空冷冻干燥的 4 种活性成分都处于高水平。多酚保留率紫黑果皮达 86.22%，大红果皮达 94.01%，黄酮趋势与多酚类似，而维生素 C 和花色苷易受光照、温度及氧和其他因素影响，相比热风干燥和微波干燥，真空冷冻干燥和阴干保留率较高，其中真空冷冻干燥处理方式下的花色苷保留率约为微波干燥的 4.35 倍。

表 5-2　　　　　　　　　不同干燥方式对活性成分保留率影响

干燥方式	品种	多酚保留率/%	黄酮保留率/%	花色苷保留率/%	维生素 C保留率/%
真空冷冻	紫黑	86.22	90.19	74.44	80.75
	大红	94.01	93.49	68.57	91.41
微波	紫黑	23.83	64.27	17.07	33.15
	大红	33.79	73.19	12.39	40.11
40 ℃热风	紫黑	72.56	80.45	34.16	66.54
	大红	75.68	85.24	25.47	80.26
50 ℃热风	紫黑	70.25	69.45	17.46	56.24
	大红	61.23	78.24	12.35	54.26

续表

干燥方式	品种	多酚保留率/%	黄酮保留率/%	花色苷保留率/%	维生素C保留率/%
60 ℃热风	紫黑	24.56	65.24	16.65	53.14
	大红	28.23	67.56	11.57	49.87
晒干	紫黑	60.79	70.12	34.52	55.67
	大红	65.49	75.69	27.86	57.99
阴干	紫黑	55.21	66.32	67.45	52.36
	大红	59.37	67.54	60.24	45.63

四、不同干燥方式对黑老虎果皮抗氧化活性的影响

(一) 不同干燥方式对黑老虎果皮 ABTS 自由基清除能力的影响

由图 5-7 可以看出，不同干燥方式的抗氧化能力不同，可能是不同干燥方式的黑老虎果皮活性物质种类和含量有所差异且不同类型的活性成分对抗氧化能力的贡献不一样。真空冷冻干燥对 ABTS 自由基具有最佳的清除能力，紫黑果皮清除自由基的能力相当于（9.792±0.011）μmol TE/g DW，大红果皮为（10.154±0.034）μmol TE/g DW。微波干燥清除 ABTS 自由基能力依旧最弱，这可能与其受到微波电磁辐射效应影响有关。其他干燥方法如热风干燥和自然干燥，干燥后产物清除 ABTS 自由基抗氧化能力接近但仍然有所不同，这可能是由于影响抗氧化能力的因素及物质共同作用，其中存在协同及拮抗作用。

(二) 不同干燥方式对黑老虎果皮 DPPH 自由基清除能力的影响

不同干燥方式对黑老虎果皮 DPPH 自由基清除能力的影响显著。由图 5-8 可知：黑老虎果皮清除 DPPH 自由基的能力与清除 ABTS 自由基的趋势一样，经过真空冷冻干燥处理后的黑老虎果皮清除 DPPH 自由基的能力最佳，紫黑果皮与大红果皮分别为（25.690±0.606）μmol TE/g DW 和（23.443±0.912）μmol TE/g DW，其次就是 40 ℃热风干燥，晒干，50 ℃热风干燥和阴干，最后是 60 ℃热风干燥，这与吴琼等[78]研究的不同干燥的葛根粉的抗氧化能力结果一致，其中热风干燥中温度越高，DPPH 自由基的抗氧化能力就越弱。真空冷冻抗氧化能力强是因为真空冷冻干燥后样品疏松多孔、颗粒度小，利于活性物质溶解和溶出，阴干比晒干的抗氧化弱，可能是因为阴干比晒干暴露在空气中时间长，部分清除自由基的活性成分氧化，导致抗氧化能力减弱。微波干燥较 60 ℃热风干燥的抗氧化能力强，原因可能是微波干燥温度快速增加并且干燥时间短。

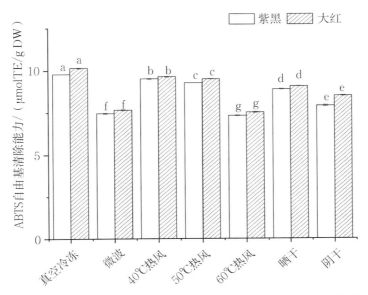

图 5-7　不同干燥方式对黑老虎果皮 ABTS 自由基清除能力的影响

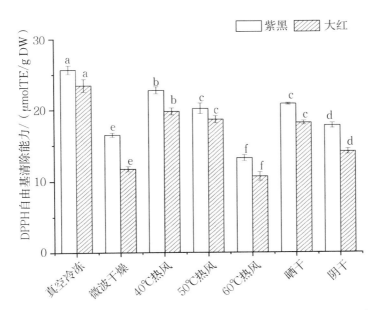

图 5-8　不同干燥方式对黑老虎果皮 DPPH 自由基清除力的影响

（三）不同干燥方式对黑老虎果皮 FRAP 抗氧化活性的影响

从图 5-9 可以看出，不同干燥方式的 FRAP 抗氧化能力大小也不同，呈现以下趋势：真空冷冻干燥＞热风干热＞自然干燥＞微波干燥，其中热风干燥温度越高，抗氧化性越小，这可能与高温引起的抗氧化活性物质的损失有关。这个结果与陈奕[79]研究的经过不同干燥的香蕉干的 FRAP 抗氧化能力类似，晒干和阴干抗氧化能力较小，且二者之间并无明显差异，可能在自然干燥条件下适宜酶的作用，使得抗氧化成分在酶的作用下减少，从而导致抗氧化能力的减弱，其中阴干后紫黑果皮的 FRAP 抗氧化活性为（91.910±0.423）μmol TE/g DW，大红果皮抗氧化活性为（83.604±0.576）μmol TE/g DW，微波干燥后抗氧化能力最弱，其中紫黑果皮的抗氧化能力仅为真空冷冻干燥的 1/5 左右，微波干燥虽然时间短，但短时间内温度升高较快，影响物料的活性物质成分，也有可能是因为微波干燥的机制导致活性物质的降解，从而导致抗氧化能力的减弱。

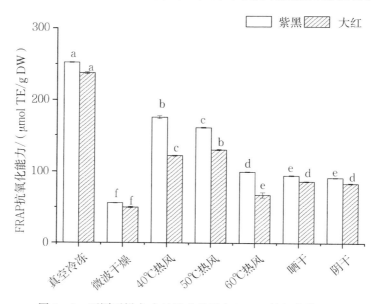

图 5-9　不同干燥方式对黑老虎果皮 FRAP 抗氧化能力的影响

（四）黑老虎果皮的抗氧化活性成分与抗氧化能力之间的相关性

紫黑果皮的抗氧化活性物质与活性成分之间的相关性见表 5-3，大红果皮的活性物质与抗氧化能力的相关性见表 5-4。其中活性物质之间的相关性如下：大红和紫黑果皮的多酚与维生素之间存在极大的相关性，紫黑和大红果皮的多酚与黄酮相关性在 $p < 0.01$ 水平上 r 分别为 0.899 和 0.893，活性物质如多酚、黄酮和维生素 C 与 3 种抗氧化能力之间也存在相关性，紫黑果皮的多酚含量与 3 种抗氧化活性（ABTS、DPPH、FRAP）之间存在较强的相关性（$r = 0.893$，$r = 0.929$，$r = 0.964$）。大红果皮的黄酮与 3 种抗氧化能力也存在正相关，r 分别为 0.893，0.893，0.821。这与郝杰对黑老虎的抗氧化研究中所报道的黑老虎的抗

氧化活性与多酚和黄酮贡献一致[6]。除此之外，抗氧化能力之间也存在相关性。其中，紫黑和大红果皮的 DPPH 清除自由基能力与 ABTS 自由基清除能力之间的相关性系数分别为 0.895 和 0.913，DPPH 清除自由基能力与 FRAP 抗氧化能力也存在显著相关性。（紫黑果皮的 $r = 0.964$，大红果皮的 $r = 1.000$）

表 5 - 3　　　　　　紫黑果皮抗氧化成分和抗氧化活性斯皮尔曼相关系数

种类	多酚	黄酮	花色苷	维生素 C	FRAP	DPPH	ABTS
多酚	1	0.899**	0.571	0.957**	0.893**	0.929**	0.964**
黄酮		1	0.714	0.679	0.914**	0.941**	0.956**
花色苷			1	0.571	0.286	0.714	0.643
维生素 C				1	0.893**	0.929**	0.964**
ABTS					1	0.895**	0.786*
DPPH						1	0.964**
FRAP							1

表 5 - 4　　　　　　大红果皮抗氧化成分和抗氧化活性斯皮尔曼相关系数

种类	多酚	黄酮	花色苷	维生素 C	FRAP	DPPH	ABTS
多酚	1	0.893**	0.643	0.964**	0.929**	0.989**	0.958**
黄酮		1	0.659	0.706	0.893**	0.893**	0.821*
花色苷			1	0.571	0.464	0.643	0.643
维生素 C				1	0.964**	0.955**	0.969**
ABTS					1	0.913**	0.929**
DPPH						1	1.000**
FRAP							1

注：** 和 * 分别表示置信度（双侧）为 0.01 和 0.05 时，相关性是显著的

第三节　小结与讨论

干燥处理是食品储存期的重要加工方法。物料脱水干燥后可以降低物料中酶的活性，抑制微生物活性，降低氧化反应速率，从而延长储藏期，干燥后的原料也更利于加工。近年来，随着食品加工技术的快速发展，干燥技术也越来越成

熟，各类需深加工的食品在生产过程基本都要进行干燥处理，这也成为食品加工产业最重要的加工方式之一。在进行干燥处理时，需根据产品的加工目的和产品的物理化学特性，选择适宜的干燥方法，可最大限度地保留原料的营养及活性成分，干燥后产品营养成分最大限度保留且感官品质良好，加工过程中所产生费用较低也是食品干燥加工过程的要求。食品干燥方式有很多，根据干燥原理和形式的不同有很多分类方式。现在，很多新发展的干燥技术可以很好地保留营养成分，因为这些干燥技术不仅温度低，干燥所用的时间也较少。现在关注的热点不仅仅关注干燥后的产品本身，也关注能耗和环境问题。新兴的干燥技术主要优势表现在其能很好地利用资源，保证产品质量，并且保证食品卫生安全也减小对环境的影响，这将是现代食品加工业的重要发展方向。

本文通过真空冷冻干燥、微波干燥、热风干燥，晒干和阴干将黑老虎果皮干燥。分析多酚、黄酮、花青素和维生素 C 活性物质含量和抗氧化能力，探究最佳干燥方法，最终结果表明：

1. 不同干燥方式的黑老虎果皮得率不同，其中微波干燥的得率最高（紫黑果皮为 14.92%，大红果皮为 17.73%），但微波干燥的黑老虎果皮感官品质不好，颜色不均匀，且有部分烧焦状。其中真空冷冻干燥后的样品品质最好，但是其得率较低（紫黑为 11.26%，大红为 15.22%），此外，不同干燥方式的得率都为紫黑低于大红果皮。

2. 不同干燥方式的抗氧化活性物质不同，其中真空冷冻干燥的活性物质最高，多酚含量为：紫黑果皮为（5.560±0.071）mg GAE/g DW，大红果皮为（4.468±0.054）mg GAE/g DW；黄酮含量：紫黑果皮为（7.229±0.064）mg CE/g DW，大红果皮为（8.140±0.063）mg CE/g DW；花色苷含量：紫黑果皮为（7.354±0.026）mg CYD - 3 - G/g DW，大红果皮为（4.749±0.010）mg CYD - 3 - G/g DW；维生素 C 含量：紫黑果皮为（3.245±0.045）mg/g DW，大红果皮为（3.146±0.012）mg/g DW；

3. 不同干燥方式的抗氧化能力不同，同样，真空冷冻干燥的抗氧化能力最佳，其 DPPH 清除自由基能力：紫黑果皮为（25.690±0.606）μmol TE/g DW，大红果皮为（23.443±0.912）μmol TE/g DW；清除 ABTS 自由基能力为紫黑果皮为（9.792±0.011）μmol TE/g DW，大红果皮为（10.154±0.034）μmol TE/g DW，FRAP 抗氧化能力：紫黑果皮为（252.122±0.423）μmol TE/g DW，大红果皮为（237.448±1.153）μmol TE/g DW。其次是热风干燥，再其次是自然干燥，其中阴干比晒干干燥所需时间长。因为暴露在空气中时间长，导致部分活性物质如多酚黄酮维生素 C 含量减少，抗氧化活性也降低，微波干燥的活性成分在所有干燥方式中含量最少，抗氧化活性能力也最弱。

4. 相关性实验结果表明抗氧化活性成分如多酚、黄酮、维生素 C 和抗氧化活性 DPPH，ABTS 和 FRAP 之间均显示出显著性。统计学分析表明，DPPH，FRAP 和 ABTS 方法之间的相关性达到了显著水平。实验结果表明黑老虎的抗氧化活性主要的影响因子是多酚、黄酮和维生素 C。

综上所述，在五种干燥方式中，真空冷冻干燥是黑老虎果皮的最佳处理方式，其抗氧化活性物质含量高，抗氧化能力强同时品质较好，但是在实际生产中，真空冷冻能耗高，设备昂贵且操作复杂。微波干燥后活性物质含量少且抗氧化能力较差，但其得率较高，可用于一般干燥，可得到较多产品。在实际生产中，应考虑多方面因素，选择适合实际情况的干燥方式处理样品。

第六章 体外模拟消化对黑老虎多酚及抗氧化活性的影响

研究表明黑老虎中含有大量的黄酮、多酚类化合物以及其他成分，这些多酚类物质具有很高的抗氧化活性，可用于预防和治疗心血管疾病、动脉粥样硬化、糖尿病等多种疾病，同时还具有抗炎抑菌、抑制酪氨酸酶活性等效果。因此，黑老虎具有极高的研究开发利用价值。但是，对于黑老虎在人体消化过程中活性物质含量及抗氧化活性的变化目前没有相关文献报道，因此，为了更好地了解黑老虎的生物活性化合物的生物可利用性及其减少或改善的因素，做了进一步的研究。可以提高黑老虎果皮、果肉的加工利用率，为评价黑老虎果实的潜在营养健康价值提供科学依据，为黑老虎及其相关产品的研究与开发提供实验依据。

本实验体外消化方法采用酶法消化，透析管法体外模拟整个消化过程，包括口腔、胃、肠三个消化阶段。其中肠消化包括摇动和透析两步。使用 α-淀粉酶制备的唾液溶液模拟咀嚼过程，通过调节 pH 并添加胃蛋白酶溶液模拟胃部的消化，通过添加胰蛋白酶和胆盐溶液模拟肠道消化，并利用摇床的振动模拟胃肠道的蠕动；肠消化后使用透析袋来模拟食物的透析作用，于各个消化阶段结束后，对消化后样品进行冷冻离心，测定其多酚、黄酮含量和 DPPH、FRAP、ABTS 抗氧化活性。为了分析体外模拟消化对黑老虎果皮及果肉总多酚和总黄酮的影响，该实验采用两种不同的指标，即回收率和生物可及性。通过比较消化后样品中的多酚、黄酮化合物含量与未消化样品的比率来获得回收率。回收率可使我们了解经过胃、肠消化回收的黄酮、多酚类化合物的含量。生物可及性，是指食物原料经机体消化后，被人体小肠所透析，透析液中生物活性物质的含量（即可被血清利用的部分）与透析后样品中活性物质的总量（包括可被血清利用和结肠可利用的部分）的比值。

第一节　材料与方法

选用采自湖南省通道侗族自治县 3 个品种黑老虎（紫黑、大红和粉红）作为实验材料，分别用其果皮和果肉制备实验样品。

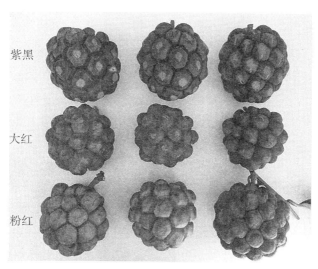

图 6-1　三个品种黑老虎果图

一、黑老虎外形指标的测定

对于不同品种黑老虎外形指标的测定，从以下几个方面进行（紫黑、大红、粉红三个品种中每个品种果实随机挑选 5 个）。

（1）纵径、横径及果形指数：游标卡尺测量 5 个新鲜黑老虎果实的横、纵径，纵径与横径的比值即为果形指数。

（2）单果重：随机选择 5 个黑老虎果实，用精度为 0.01 的天平进行称重。

（3）单瓣数、单瓣重：将果实分成小瓣，计算单瓣数，并分别称取每一小瓣的质量取平均值记为单瓣重。

（4）果皮、果肉、籽重：10 个已知质量的小浆果手动分离果皮、果肉和籽并分别称重。

（5）可食率：手动分离黑老虎果皮、果肉和籽，并分别称重，并根据下式计算可食率。可食率＝（总重－籽重－皮重）/总重

二、黑老虎样品的预处理

手动分离果皮及果肉，将分离后的果皮及果肉分别置于 45 ℃的干燥箱中干燥 30 小时。干燥后的果皮及果肉样品用粉碎机粉碎，过 60 目筛后得到实验样品。

三、黑老虎多酚的提取

采用超声波辅助酸化乙醇法提取黑老虎酚类物质，称取 1 g 制备好的样品，加入 60％乙醇（含 0.1％盐酸）20 mL，超声波提取在 40 ℃和超声功率 500 W 条件下进行，超声波提取 1 小时后，在 4000 r/min 条件下离心 8 min，取上清液，沉淀加 10 mL 提取液再进行提取，合并两次提取液进行分析。

四、黑老虎的体外模拟消化

体外模拟消化过程参考文献方法进行[56]，采取口腔、胃和肠三个步骤进行体外模拟消化。实验中所有酶溶液都需要新鲜制备。

模拟口腔消化的步骤为，将 1 g 样品称于离心管中，添加 20 mL 水和 1 mL 100 U/mL α-淀粉酶溶液（淀粉酶溶液用 1 mmol/L $CaCl_2$ 制备，且用 1 mol/L $NaHCO_3$ 调节 pH 为 6.9）。在 37 ℃反应 5 min 后测定其活性物质含量及其抗氧化活性。

模拟胃消化，口腔消化完成后，用 6 mmol/L 的盐酸调节溶液 pH 值到 2，再加入 1 mL 胃蛋白酶溶液（0.108 g 酶溶于 10 mL 0.1 M 盐酸），在 37 ℃温度下 50 rpm 的摇水浴中反应 2 小时，胃消化结束后对样品进行冷冻离心，后测定其活性物质含量及其抗氧化活性。

模拟肠消化包括透析，口腔、胃消化阶段结束后，用 NaOH（6 M）调节胃消化后溶液至 pH 7，并添加 2.5 mL 胰酶（80 mg 酶溶解于 10 mL 0.5 M 的 $NaHCO_3$）和 2.5 mL 胆盐混合物（500 mg 胆盐溶解于 10 mL 0.5 M 的 $NaHCO_3$），在 37 ℃温度下 50 rpm 的摇水浴中继续反应 2 小时，然后，将消化后样品溶液转入透析袋中，在 37 ℃下用氯化钠（10 mmol/L）隔夜透析。

在口腔、胃和肠消化后，将消化液在 4 ℃下 8000 转离心 12 min，得到可溶性部分（CSF）和颗粒部分（PF），离心后所得沉淀再用酸化乙醇进行提取。在透析过程结束时，将留在透析管内的溶液作为 IN 样品，代表保留在胃肠道（结肠可用）中的物质，将透析液作为 OUT 样品（血清可用）。最后，测定每部分溶液活性物质含量及抗氧化活性。

五、多酚和黄酮含量的测定

按照福林-酚试剂比色法测定多酚含量，并加以改进。取 1 mL 稀释到一定浓度的样品于 25 mL 试管中，加入蒸馏水至 23 mL，再分别加入 500 μL 的福林-酚试剂和 300 μL 的 10％碳酸钠溶液，摇匀后在室温静置 30 min，然后在 760 nm

处测定吸光值，以没食子酸为标样制作标准曲线，结果以每克鲜样品中毫克没食子酸当量表示（mg GAE/g DW）。

总黄酮的测定采用三氯化铝比色法，取 250 μL 样品稀释液和 2710 μL 的 30%乙醇溶液于试管中，再加入 120 μL 的 0.5 mol/L 亚硝酸钠溶液混匀，静置 5 min 后，再加入 120 μL 的 10%氯化铝溶液，混匀后再放置 5 min，之后，再加入 800 μL 的 1mol/L 氢氧化钠溶液，振荡混匀后在 510 nm 波长处测其吸光度。以儿茶素作标样制作标准曲线，结果以每克干样品中毫克儿茶素当量表示（mgCE/g DW）。

六、抗氧化活性的测定

DPPH 自由基清除能力的测定参考文献研究方法并略作改变[40]。先配制浓度为 0.094 mmol/LDPPH 工作液，再取 0.3 mL 样品与 1.9 mL DPPH 溶液混合均匀，避光静置反应 30 min 后在 517 nm 下测定其吸光度，以水溶性维生素 E（Trolox）为标样制作甲醇溶液标准曲线，参照上述步骤测定样品的吸光值并计算其抗氧化能力，抗氧化能力均采用每克鲜样品中 Trolox 当量表示（μmol TE/g）。

铁离子还原能力的测定参考文献的研究方法并稍微修改[41]。将醋酸缓冲液、40 mmol/L HCl 溶液配制成的 10 mmol/L TPTZ 和 20 mmol/L $FeCl_3$ 溶液，按体积比 10∶1∶1 的比例混合均匀后，即制成 FRAP 试剂，于 37 ℃ 水浴下备用。取 0.9 mL 样品，再加上 2.7 mL 的 FRAP 试剂和 270 μL 的去离子水，混合均匀在 37 ℃ 下反应 30 min，然后于 595 nm 下测定其吸光值。以 Trolox 为标样制作甲醇溶液标准曲线。参照上述步骤测定样品的吸光值并计算其抗氧化能力，抗氧化能力均采用每克干样品中 Trolox 当量表示（μmol TE/g）。

ABTS 自由基清除能力的测定参考文献的研究方法并稍做改变[42]。配制 ABTS 溶液浓度为 7.4 mmol/L，配制过硫酸钾溶液浓度为 2.45 mmol/L，将两者等量混合均匀，在黑暗中放置 12～16 h 形成 ABTS 储备液，在测定前用无水乙醇稀释为 734 nm 波长处吸光度为 0.68～0.72 的 ABTS 工作液。取 1 mL 样品稀释液，加入 4 mL ABTS 工作液，于 30 ℃ 避光反应 6 min 后于 734 nm 波长处测定吸光值。以 Trolox 为标样制作甲醇溶液标准曲线。参照上述步骤测定样品的吸光值并计算其抗氧化能力，抗氧化能力均采用每克干样品中 Trolox 当量表示（μmol TE/g）。

七、黑老虎多酚、黄酮回收率和生物可及性的测定

回收率可以通过口腔、胃和肠消化后的酚类和黄酮类化合物的含量与未消化

样品中酚类和黄酮类化合物的含量比较得到，根据公式 6-1 测量回收率指数。生物可及性可以比较 OUT 部分（血清可用量）的生物活性化合物总量与肠期（IN＋OUT）生物活性化合物总量，按公式 6-2 进行。

$$回收率/\% = \frac{PC_{DF}}{PC_{TM}} \times 100 \qquad 公式（6-1）$$

$$生物可及性/\% = \frac{PC_S}{PC_{DF}} \times 100 \qquad 公式（6-2）$$

PC_{DF} 是每个消化阶段（口腔、胃和肠）后消化部分（可溶性片段 CSF＋沉淀 PF）中的 TPC 或 TFC（mg）的量，PC_{TM} 是消化前实验基质中的 TPC 或 TFC（mg）含量。PC_S 是透析阶段后 OUT 样品中的多酚或黄酮含量（mg），PC_{DF} 是透析阶段后总消化样品（IN＋OUT）中的多酚或黄酮含量（mg）。

八、统计分析

所有实验数据均表示为平均值±标准偏差。然后利用 SPSS 软件进行显著性差异分析（所有数据平行测定 3 次）。

第二节　结果与分析

一、黑老虎物理品质的测定

从表 6-1 可以看出，在 3 个黑老虎品种中，紫黑品种具有最高的单果重量和较高的果形指数，单瓣数在 38～54 个之间，其与粉红品种无显著差异，大红品种的单果重最低，但其可食率最高，达 47.3％，显著高于紫黑品种（40.4％），这可能与品种间的差异有关，紫黑品种果皮较厚，果肉相对较少，因此可食用率最低。各品种间的果实形状差异不明显，均为球形，3 个品种的果形指数均无显著差异。

表 6-1　　　　　　　　　黑老虎物理品质

品种	纵径（cm）	横径（cm）	果形指数	单果重（g）	单瓣数（个）	可食率	果皮厚度
紫黑	10.1±0.68	9.8±0.41	1.03±0.09[a]	416.1±21.85[a]	38～54	40.4％[b]	较厚
大红	9.1±0.66	9.8±0.52	0.93±0.02[a]	376.0±50.22[b]	38～43	47.3％[a]	适中
粉红	9.7±0.98	9.7±0.57	1.01±0.16[a]	401.9±42.50[a]	38～57	46.7％[a]	较薄

注：不同字母表示同列之间数据在 P＜0.05 水平上有显著性差异。

二、模拟消化前黑老虎果皮及果肉活性成分及抗氧化活性

消化前 3 个品种黑老虎果皮及果肉中多酚、黄酮含量及抗氧化活性的测定结果见表 6 - 2。

表 6 - 2　　　　　　消化前黑老虎多酚、黄酮含量及抗氧化活性结果

品种	多酚 /(mg GAE/g DW)	黄酮 /(mg CE/g DW)	DPPH /(μmol TE/g DW)	FRAP /(μmol TE/g DW)	ABTS /(μmol TE/g DW)
紫黑皮	1.957 ± 0.093^b	5.670 ± 0.219^c	5.535 ± 0.074^a	85.607 ± 2.960^b	9.100 ± 0.075^b
紫黑肉	1.878 ± 0.037^{bc}	10.379 ± 0.093^a	4.434 ± 0.013^b	69.880 ± 1.441^d	9.024 ± 0.064^b
大红皮	1.831 ± 0.043^c	4.196 ± 0.110^d	5.332 ± 0.037^a	72.600 ± 5.709^c	8.951 ± 0.136^b
大红肉	1.826 ± 0.049^c	8.463 ± 0.187^b	4.252 ± 0.031^b	68.861 ± 1.081^d	8.860 ± 0.090^b
粉红皮	2.265 ± 0.127^a	5.321 ± 0.165^c	5.566 ± 0.015^a	95.923 ± 1.480^a	11.606 ± 0.090^a
粉红肉	1.844 ± 0.073^{bc}	5.920 ± 0.140^c	4.394 ± 0.019^b	68.352 ± 1.360^d	8.197 ± 0.231^c

注：不同字母表示同列之间数据在 $P<0.05$ 水平上有显著性差异。

（一）果皮及果肉的多酚含量

由表 6 - 2 可知，消化前 3 个品种黑老虎多酚含量存在显著性差异（$P<0.05$）。含量在 1.826～2.265 mg GAE/g DW 范围内，3 个品种的黑老虎果皮相互比较，得到大红品种的多酚含量最低（1.831 ± 0.043 mg GAE/g DW），其次为紫黑 [（1.957 ± 0.093）mg GAE/g DW]，最高的为粉红 [达到（2.265 ± 0.127）mg GAE/g DW]，为大红的 1.24 倍。3 个品种果肉多酚含量没有显著差异，范围为 1.826～1.878 mg GAE/g DW。其中紫黑品种果肉多酚含量最高，为（1.878 ± 0.037）mg GAE/g DW。此外，分别将 3 个品种的果皮和果肉进行比较，结果表明三种黑老虎果皮中的多酚含量均大于果肉，其中，粉红品种差异最大，其果皮多酚含量为果肉的 1.23 倍，其次为紫黑品种，而大红品种黑老虎果皮和果肉多酚含量无明显差异。由此可知黑老虎不同品种之间还是有很大程度的差异。

（二）果皮及果肉的黄酮含量

黄酮类化合物的含量测定结果在 4.196～10.379 mg CE/g DW 之间，3 个品种中以紫黑品种果皮和果肉黄酮含量最高，分别为（5.670 ± 0.219）mg GAE/g DW 和（10.379 ± 0.093）mg GAE/g DW，大红与粉红品种黄酮含量之间的差异不明显，大红品种的果肉黄酮含量高于粉红，而果皮黄酮含量却小于粉红，这可能和黑老虎品种之间的差异性有关。

（三）果皮及果肉的 DPPH 自由基清除能力

对于黑老虎果皮研究发现，DPPH 自由基清除能力最高的为粉红品种，为 (5.566 ± 0.015) μmol TE/g DW，其次为紫黑、大红，分别为 (5.535 ± 0.074) μmol TE/g DW、(5.332 ± 0.037) μmol TE/g DW，3 个品种差异不明显；对果肉的研究发现，紫黑品种的果肉 DPPH 自由基清除能力在三个品种中最高，为 (4.434 ± 0.013) μmol TE/g DW，粉红和大红分别为 (4.394 ± 0.019) μmol TE/g DW、(4.252 ± 0.031) μmol TE/g DW。分别将黑老虎的果皮和果肉进行比较，发现果皮的 DPPH 自由基清除能力均大于果肉。

（四）果皮及果肉的铁离子还原抗氧化能力

对 3 个品种的黑老虎果皮进行比较，发现大红品种的果皮 FRAP 值最低，为 (72.600 ± 5.709) μmol TE/g DW，其次为紫黑 $[(85.607\pm2.960)$ μmol TE/g DW]，最高的为粉红，高达 (95.923 ± 1.480) μmol TE/g DW，分别为大红和紫黑的 1.32 倍、1.12 倍；对 3 个品种黑老虎果肉 FRAP 铁离子还原抗氧化能力进行测定，结果发现最高的为紫黑品种，高达 (69.880 ± 1.441) μmol TE/g DW，大红和粉红品种分别为 (68.861 ± 1.081) μmol TE/g DW、(68.352 ± 0.360) μmol TE/g DW。分别将 3 个品种的果皮和果肉进行比较，结果发现，果皮的 FRAP 值均大于果肉。

（五）果皮及果肉的 ABTS 自由基清除能力

经测定，3 个品种黑老虎果皮中 ABTS 自由基清除能力最高的为粉红品种，达到 (11.606 ± 0.090) μmol TE/g DW，其次为紫黑，为 (9.100 ± 0.075) μmol TE/g DW，最低的为大红品种，为 (8.951 ± 0.136) μmol TE/g DW，仅为粉红的 0.77 倍；对果肉而言，$ABTS^+\cdot$ 自由基清除能力从高到低依次为紫黑、大红、粉红，分别为 (9.024 ± 0.064) μmol TE/g DW、(8.860 ± 0.090) μmol TE/g DW、(8.197 ± 0.231) μmol TE/g DW。分别将 3 个品种的果皮和果肉进行比较，结果发现，果皮的 ABTS 自由基清除能力均大于果肉。

虽然 3 个不同品种的黑老虎果皮和果肉的抗氧化活性值存在一定差异，但总体来看，黑老虎果皮抗氧化活性均比果肉的抗氧化活性要高。

三、体外模拟消化过程中活性成分及抗氧化活性变化

（一）果皮及果肉的多酚含量

体外模拟消化过程中黑老虎果皮和果肉中多酚的变化如图 6-2 所示。实验发现，口腔消化后，黑老虎果皮及果肉中多酚含量出现不同程度的下降。其中紫黑品种的果皮下降幅度最大，从 1.957 mg GAE/g DW 下降到 1.552 mg GAE/g DW，

仅为原来的 0.793 倍；其次为粉红品种果皮，由消化前的 2.265 mg GAE/g DW 下降到 1.854 mg GAE/g DW，为原来的 0.819 倍；大红品种降幅较小，由 1.831 mg GAE/g DW 下降到 1.682 mg GAE/g DW；相比果皮，果肉在口腔消化后多酚下降程度较小，变化不明显。胃消化后，3 个品种的多酚含量均有明显的上升，在黑老虎果皮中，胃消化后释放量最大的为紫黑品种，高达 3.027 mg GAE/g DW，为消化前的 1.547 倍，大红和粉红分别为消化前的 1.357 倍和 1.210 倍；胃消化后果肉多酚的释放量与果皮相比也有较大程度的上升，以大红品种多酚释放量最大，由原来的 1.826 mg GAE/g DW 上升到 3.629 mg GAE/g DW，紫黑、大红和粉红品种分别为原来的 1.493 倍、1.987 倍、1.925 倍。经过肠消化后，果皮及果肉的多酚含量均显著下降，紫黑品种的果皮及果肉分别为肠消化初始阶段的 0.679 倍、0.904 倍；大红品种的果皮及果肉分别为肠消化初始阶段的 0.861 倍、0.728 倍；粉红品种的果皮及果肉分别为肠消化初始阶段的 0.801 倍、0.653 倍。我们分析对苹果、蓝莓进行研究的相关文献后发现，胃消化过程中多酚类物质的释放量最大，而在肠消化过程中大部分多酚物质会发生降解，实验结果与本实验相似。

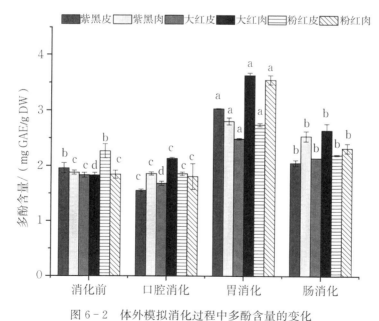

图 6-2　体外模拟消化过程中多酚含量的变化

（二）果皮及果肉的黄酮含量

体外模拟消化过程中，黑老虎果皮及果肉黄酮变化如图 6-3 所示。口腔消化后，3 个品种黑老虎果皮及果肉黄酮含量有所下降，3 个品种果皮进行比较，发现紫黑品种降幅最大，由原来的 5.670 mg CE/g DW 降至 4.018mg CE/g DW，粉红品种由原来的 5.321 mg CE/g DW 降至 3.880 mg CE/g DW；大红、粉红品种的果肉下降幅度较大，分别从 8.463 mg CE/g DW、5.920 mg CE/g DW 下降到 5.344 mg CE/g DW、3.883 mg CE/g DW。经过胃消化后，黄酮含量均有所上升，紫黑品种果皮及果肉上升均较大，分别从消化前的 5.670 mg CE/g DW、10.379 mg CE/g DW 上升到 7.664 mg CE/g DW、12.455 mg CE/g DW，分别为原来的 1.352 倍、1.200 倍。大红品种的果皮及果肉分别由原来的 4.196 mg CE/g DW、8.463 mg CE/g DW 上升至 4.863 mg CE/g DW、1.202 mg CE/g DW，粉红品种的果皮及果肉相对于紫黑、大红品种上升幅度较小，分别由原来的 5.321 mg CE/g DW、5.920 mg CE/g DW 上升至 5.901 mg CE/g DW、6.854 mg CE/g DW。肠消化后，黑老虎果皮及果肉黄酮含量下降显著，紫黑、大红和粉红品种的果皮分别降为肠消化初始阶段的 0.664、0.946、0.679 倍，三个品种果肉黄酮含量下降比果皮显著，其中，粉红品种果肉下降最为明显，由肠消化初始阶段的 6.854 mg CE/g DW 下降到 2.017 mg CE/g DW。

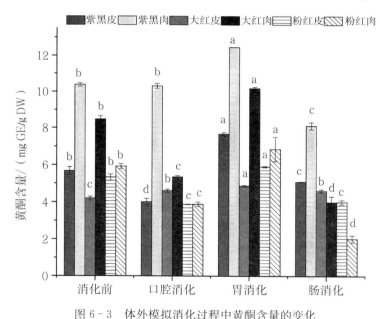

图 6-3　体外模拟消化过程中黄酮含量的变化

（三）果皮及果肉的 DPPH 自由基清除能力

在体外模拟消化过程中，黑老虎果皮及果肉的 DPPH 自由基清除能力的变化如图 6-4 所示。发现口腔消化过程对三个品种黑老虎果皮及果肉 DPPH 自由基清除能力影响并不明显。黑老虎果皮及果肉的 DPPH 自由基清除能力在胃消化后显著上升，对果皮而言，紫黑、大红和粉红分别为原来的 1.334 倍、1.269 倍、1.348 倍，胃消化后果肉的 DPPH 自由基清除能力上升幅度比果皮大，紫黑品种由原来的 4.434 μmolTE/g DW 上升到 7.499 μmolTE/g DW，大红品种由原来的 4.252 μmolTE/g DW 上升到 7.452 μmolTE/g DW，粉红品种由原来的 4.394 μmolTE/g DW 上升到 7.495 μmolTE/g DW，分别为原来的 1.691 倍、1.753 倍、1.706 倍。经过肠消化后，黑老虎果皮及果肉的 DPPH 自由基清除能力与肠消化初始阶段相比较，均有所下降，紫黑、大红和粉红的果皮分别为肠消化初始阶段的 0.721 倍、0.825 倍、0.743 倍，粉红品种果肉下降最为明显，由肠消化初始阶段的 7.495 μmolTE/g DW 下降至 4.613 μmolTE/g DW，为原来的 0.616 倍，紫黑、大红品种果肉下降不显著。五味子水果体外模拟消化后，其 DPPH 抗氧化活性在肠消化后呈下降趋势，与本实验结果相似。

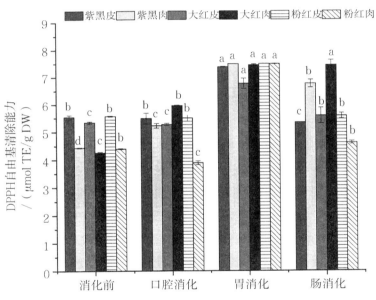

图 6 - 4　体外模拟消化过程中 DPPH 自由基清除能力的变化

（四）果皮及果肉的铁离子还原力

在体外模拟消化过程中，黑老虎果皮及果肉的铁离子还原抗氧化能力的变化如图 6 - 5 所示。经过口腔消化后，紫黑、粉红品种的黑老虎果皮及果肉的铁离子还原抗氧化活性值稍有下降，但变化不大，大红品种稍有升高，这可能与品种之间的差异有关。经过胃消化后，黑老虎果皮及果肉的铁离子还原抗氧化活性值均有显著提高，果皮中紫黑品种上升最为明显，由消化前的 85.607 μmol TE/g DW 上升到 136.714 μmol TE/g DW，上升为原来的 1.597 倍，大红和粉红分别为消化前的 1.160 倍、1.134 倍，经胃消化后，果肉 FRAP 铁离子还原抗氧化能力上升极为显著，紫黑、大红、粉红品种分别为原来的 1.958 倍、2.186 倍、2.810 倍。经过肠消化后三个品种果皮及果肉的铁离子还原抗氧化活性值与肠消化初始阶段比显著下降，果皮中紫黑品种下降最为明显，由肠消化初始阶段的 136.714 μmol TE/g DW 下降到 67.448 μmol TE/g DW，紫黑品种的果皮及果肉是原来的 0.493 倍、0.525 倍，大红品种为原来的 0.819 倍、0.629 倍，粉红品种为原来的 0.525 倍、0.604 倍。

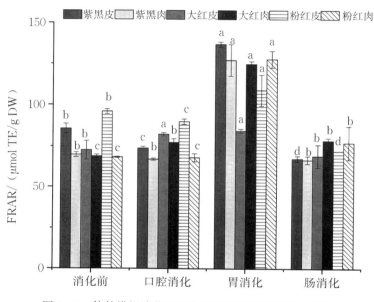

图 6-5　体外模拟消化过程中 FRAP 抗氧化活性的变化

（五）果皮及果肉 ABTS 自由基清除能力

体外模拟消化过程中，黑老虎果皮及果肉的 ABTS 自由基清除能力的变化如图 6-6 所示。口腔消化后，3 个品种黑老虎果皮及果肉 ABTS 自由基清除能力稍有下降，紫黑、大红和粉红品种的果皮分别为原来的 0.999 倍、1.195 倍、0.789 倍，果肉分别为原来的 0.688 倍、0.914 倍、0.870 倍。经过胃消化后，黑老虎果皮及果肉的 ABTS 自由基清除能力显著上升，就果皮而言，紫黑品种由消化前的 9.100 μmolTE/g DW 上升到 16.405 μmolTE/g DW，大红品种由原来的 8.951 μmolTE/g DW 上升到 16.543 μmolTE/g DW，粉红品种由原来的 11.606 μmolTE/g DW 上升到 16.385 μmolTE/g DW，分别为原来的 1.803 倍、1.848 倍、1.412 倍。经过胃消化后，果肉的 ABTS$^+$·自由基清除能力变化显著，紫黑、大红和粉红的果肉分别为消化前的 1.817 倍、1.804 倍、1.977 倍。经过肠消化后，与肠消化初始阶段比，黑老虎果皮及果肉的 ABTS$^+$·自由基清除能力呈下降趋势，且果皮下降较果肉明显，紫黑、大红和粉红的果皮分别为肠消化初始阶段的 0.621 倍、0.761 倍、0.633 倍。覆盆子果体外模拟消化后 ABTS 等抗氧化活性测定结果表明，经过口腔消化后，其抗氧化活性值变化不大，经过胃消化后，抗氧化活性值达到最大，其 ABTS 自由基清除能力为 40.1 μmol TE/g DW，经过肠消化后，抗氧化活性值显著降低，与本实验结果相似。

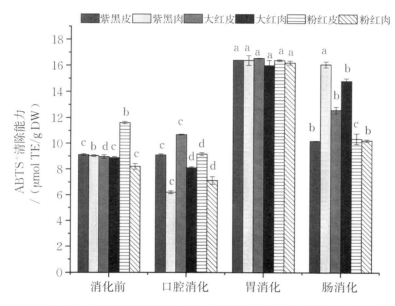

图 6 - 6　体外模拟消化过程中 ABTS$^+$ · 自由基清除能力的变化

（六）体外模拟消化过程多酚和黄酮的回收率

体外模拟口腔、胃、肠消化各个消化阶段后，其总多酚回收率如图 6 - 7 所示。经过口腔消化后，黑老虎果皮的多酚回收率较低，最低的紫黑品种为 79.33%，其次是粉红品种为 81.54%，最高的为大红品种，达 91.88%；果肉经过口腔消化后多酚含量与消化前无显著差异。经过胃消化后，无论是果皮还是果肉，多酚回收率都呈显著上升趋势，紫黑、大红和粉红品种的果皮多酚回收率分别为 154.81%、135.74%、120.53%，与果皮相比，经过胃消化后，果肉的多酚回收率更高，其中大红品种高达 198.71%，其次为粉红品种，最低的为紫黑。经过肠消化后，黑老虎果皮多酚回收率与消化前相比无显著差异，果肉回收率比果皮高，紫黑、大红和粉红品种的果肉多酚回收率分别为 134.93%、144.64%、125.92%。

体外模拟口腔、胃、肠消化各个消化阶段后，总黄酮回收率如图 6 - 8 所示。经过口腔消化后，黑老虎果皮及果肉黄酮释放量均有不同程度的降低。经过胃消化后，果皮及果肉黄酮释放量显著升高，其回收率在 110.96%～135.30% 之间，紫黑品种果皮及果肉黄酮回收率均较高，分别为 135.30％、120.00％。经过肠消化后，果皮及果肉的黄酮回收率显著下降，其中以粉红品种果皮及果肉回收率最低，分别为 75.39％、34.12％。果皮的回收率大于果肉。

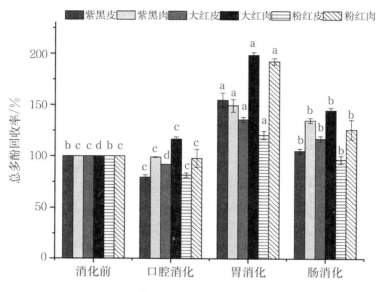

图 6-7　体外模拟消化过程中多酚回收率

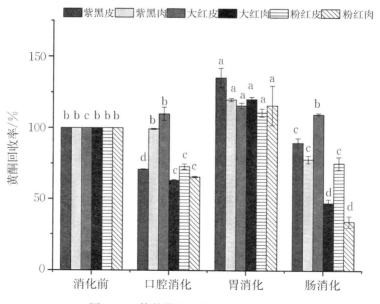

图 6-8　体外模拟消化过程中黄酮回收率

实验结果表明，口腔消化阶段不同程度地影响着黑老虎果皮及果肉中生物活性物质的含量，这可能与黑老虎的品种有关。Pellegrini 等报告了不同藜麦种子中的酚类化合物经过口腔阶段后减少[57]。经过胃消化后，多酚、黄酮回收率显著上升，原因可能是胃消化时 pH 降低了食糜粒径有利于多酚释放，还有可能与胃蛋白酶的水解作用有关，胃蛋白酶水解蛋白质后，与蛋白质共价或非共价结合的酚类物质被释放出来，因此，经胃消化后多酚类化合物回收率显著上升。肠道消化后多酚化合物的损失可能是由于碱性 pH 值、与其他饮食化合物的相互作用或与胆汁盐的相互作用造成的。

（七）体外模拟消化过程多酚和黄酮的生物可及性

图 6-9 显示经过肠消化后，黑老虎中多酚及黄酮类化合物的生物可及性。对于黑老虎果皮而言，总多酚生物可及性指数最高的为粉红品种，达到了31.93%，紫黑品种为28.22%，最低的大红品种为27.10%；总黄酮生物可及性从高到低依次为粉红、紫黑、大红。和果皮相比，果肉中的多酚黄酮生物可及性均较高，其中大红品种果肉总多酚和总黄酮最高，分别为50.53%、48.19%，其次为紫黑品种，分别为45.27%和33.56%，最低的为粉红品种，分别为44.98%和25.88%。通过对比，我们发现，果肉的多酚、黄酮生物可及性均高于果皮。这些结果表明，在胃肠道消化过程中，多酚和黄酮类化合物有可能会发生一些变化，如化学结构的改变、溶解性的增加或减少或与其他化合物发生相互作用等，从而影响其生物可及性。胃蛋白酶在胃部消化过程中的低酸碱度以及和

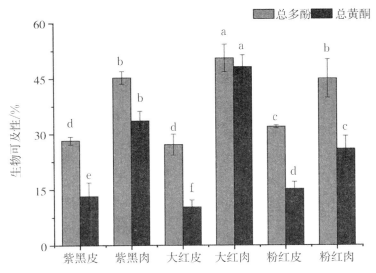

图 6-9　体外模拟消化后黑老虎果皮及果肉的多酚、黄酮的生物可及性

胃蛋白酶作用会释放出一些与碳水化合物结合的酚类化合物，从而使这些生物活性化合物有更高的生物可及性。石榴皮汁中的类黄酮的生物可及性指数为64.02%[56]。胡萝卜经体外肠道消化后，多酚类和黄酮类化合物的生物可及性分别为81%和65%[58]。柿子体外模拟消化研究也发现两种柿子总多酚的生物可及性分别为45.31%和21.54%[59]。因为在不同的食物中多酚、黄酮类化合物的存在形式不同，所以消化后的生物可及性也存在差异。

第三节　小结与讨论

植物中的多酚类物质虽然具有多种生理活性，但其最终能否被人体吸收利用，也是大家目前的研究热点。在绝大多数的研究中，引起活性的化合物的生物可及性通常被忽略，然而，评价活性物质的生物利用情况是必不可少的。在食用水果时，它们会受到胃肠道环境的影响，这些条件可能高度影响植物代谢产物的化学结构和生物可及性。这是由于消化过程中 pH 的变化、胃肠道中各种酶的存在、体温和其他物理和生物化学方面的影响。此外，活性物质可吸收进入人体系统循环也非常重要，生物活性化合物在靶组织中达到有效浓度是诱导其生物活性的关键。尽管体内研究具有较高的确定性，但出于伦理考虑和较高的经济和时间成本，使得这种体外研究更加可取。因此，本研究采用体外模拟消化的方法，对黑老虎果皮及果肉的抗氧化活性进行了研究。

本实验主要研究了体外模拟消化对黑老虎果皮及果肉抗氧化活性的影响，对消化前及各个消化阶段样品多酚、黄酮含量，以及 DPPH、FRAP、ABTS 抗氧化活性进行测定，并通过其回收率及生物可及性对其进行评价。测定消化前的样品，我们发现黑老虎果皮中多酚含量最高的为粉红品种，达到 2.265 mg GAE/g DW，分别为紫黑、大红品种的 1.16 倍、1.24 倍，果肉多酚含量无明显差异，果皮中黄酮含量从大到小依次为紫黑、粉红、大红品种，果肉黄酮含量最大的为紫黑品种，最小的为粉红品种。可以发现黑老虎果皮及果肉有较高的抗氧化活性，具有一定的加工利用价值。对各消化阶段样品进行研究，结果表明：口腔消化后黑老虎果皮及果肉中多酚、黄酮含量与消化前相比无显著差异，但经过胃消化后，果皮及果肉多酚、黄酮释放量均明显提高，3 个品种果皮中多酚上升幅度最大的为紫黑品种，从消化前的 1.957mg GAE/g DW 上升到 3.054mg GAE/g DW，为原来的 1.547 倍。其次为大红品种，粉红品种上升幅度最小；果肉多酚的上升幅度较果皮显著，紫黑品种由消化前的 1.878 mg GAE/g DW 上升到 2.805 mg GAE/g DW，为原来的 1.493 倍，大红、粉红品种果肉多酚升高极为显著，分别为消化前的 1.987 倍、1.925 倍，对黄酮含量进行比较发现，紫黑品种的果皮及果肉黄酮含量均有明显提高，分别为消化前的 1.325 倍、1.320 倍，大红品种果皮及果肉分别为消化前的 1.159 倍、1.202 倍，粉红品种果皮及果肉分别为消化前的 1.109 倍、1.158 倍。经过肠消化后，与肠消化初始阶段比，黑老虎果皮及果肉的多酚、黄酮含量明显降低，粉红品种果皮果肉降低幅度最大。我们对模拟消化过程中黑老虎果皮及果肉的多酚和黄酮回收率进行计算，得到口腔消化后回收率无明显变化，胃消化后多酚及黄酮回收率均最高，肠消化后回收率与胃消化后比有所降低。

　　我们对体外模拟消化后黑老虎果皮及果肉多酚和黄酮生物可及性进行计算，果皮总多酚生物可及性指数由高到低为粉红果皮（31.93%）、紫黑果皮（28.22%）、大红品种（27.10%）；果皮总黄酮生物可及性从高到低也是为粉红、紫黑、大红。相比起果皮，果肉的多酚黄酮生物可及性均较高，其中大红品种果肉总多酚和总黄酮最高，分别为 50.53%、48.19%，其次为紫黑品种，分别为 45.27% 和 33.56%，最低的为粉红品种，分别为 44.98% 和 25.88%。我们通过对比发现，果肉的多酚、黄酮生物可及性均高于果皮，果皮中粉红品种生物可及性最高，果肉中大红品种生物可及性最高。因此，黑老虎果皮及果肉可以作为开发功能性食品的潜在原料而应用于食品工业中。

第七章 不同部位黑老虎的体外抗氧化活性研究

黑老虎作为五味子科的一种四季常绿木质藤本野生植物，主要分布于湖南省、江西省、四川省、云南省、贵州省等地海拔 1500~2000 米的山林中，它们缠绕于大树之上。在境外，越南也有分布。其别名有冷饭团、布福娜、透地连珠等。黑老虎植物全株无毛，不仅适宜应用于园林绿化，还可药食兼用，味美甘甜，但是孕妇禁食。黑老虎果形为聚合状，外表酷似足球，拆分后小果形似水滴状的葡萄。整体果径为 8~12 cm，小果重约 300g，大果重约 1000g。黑老虎幼果呈青绿色，成熟果为深红色或者紫红色。据《中医药典》记录，黑老虎最早运用于民间中草药，它的多个部位均可入药。现代医学研究表明，黑老虎作为药材与鲜食水果均具有一定的抗炎、抗肿瘤、活血止痛的作用，营养价值极高。黑老虎因其较高的营养价值、奇特可爱的外观以及清爽甜蜜的口感而得到越来越多研究人员和消费者的喜欢。本研究选取了 3 个产地黑老虎的果皮、果肉、籽 3 个部位作为研究对象，将黄酮、多酚、维生素 C、花色苷作为黑老虎抗氧化的主要成分进行研究。通过不同的前处理方法提取黑老虎中的活性成分，测定湖南、江西、贵州 3 个产地黑老虎果皮，果肉，籽中的黄酮、多酚、维生素 C、花色苷及抗氧化活性，比较不同地区不同部位黑老虎的抗氧化活性及活性物质含量，同时比较不同前处理方法对黑老虎中抗氧化活性物质的影响，为黑老虎的有效利用提供理论依据，为天然抗氧化剂的提取提供含量丰富的原材料，为今后抗氧化产品的研发提供基础。我们通过比较不同产地黑老虎不同部位活性和成分之间的关系，促进黑老虎的加工利用，减少资源的浪费，为黑老虎的研究开发利用及其相关制品的规模化生产提供科学依据。

第一节 材料与方法

一、黑老虎多酚和黄酮的提取

黑老虎样本采自湖南、江西、贵州，我们分别取黑老虎的果皮、果肉、籽作为实验材料。果皮、籽粉碎分别称取 1.25g，加入 25 mL 含 0.1%盐酸的 60%乙醇，超声波提取 50 min，抽滤，蒸发浓缩，以 1∶20 g/mL 的料液比加入 60%乙醇（含 0.1％盐酸）定容至 25 mL，待用。果肉称取 1.25g，加入 60％乙醇（含 0.1％盐酸）25 mL，超声波提取 60 min，抽滤，蒸发浓缩，以 60％乙醇（含 0.1％盐酸）定容至 25 mL，待用。

二、黑老虎活性成分的检测

（一）多酚含量的检测

按照福林-酚试剂比色法测定多酚含量，并加以改进。取 1 mL 稀释到一定浓度的样品于 25 mL 试管中，加入蒸馏水至 23 mL，再分别加入 500 μL 的福林酚试剂和 300 μL 的 10％碳酸钠溶液，摇匀后在室温静置 30 min，然后在 760 nm 处测定吸光值，以没食子酸为标样制作标准曲线，结果以每克样品中毫克没食子酸当量表示（mg GAE/g）。

（二）黄酮含量的检测

总黄酮的测定采用三氯化铝比色法，取 250 μL 样品稀释液和 2710 μL 的 30％乙醇溶液于试管中，再加入 120 μL 的 0.5 mol/L 亚硝酸钠溶液混匀，静置 5 min 后，再加入 120 μL10％氯化铝溶液，混匀后再放置 5 min，然后再加入 800 μL1 mol/L 氢氧化钠溶液，振荡混匀后在 510 nm 波长处测其吸光度。以儿茶素作为标准样本制作标准曲线，结果以每克样品中毫克儿茶素当量表示（mg CE/g）。

（三）维生素 C 含量的检测

黑老虎提取物中维生素 C 含量的测定，我们参照马宏飞等的方法并加以适当修改。取 1 mL 不同浓度的维生素 C 标准液或提取液，于 50 mL 容量瓶中放入 2 mL 10％ HCl，蒸馏水稀释至刻度，以蒸馏水为对照，在最大吸收波长 243 nm 处测定其吸光度；于 50 mL 容量瓶中依次放入 1 mL 提取液，10 mL 蒸馏水，4 mL 的 1mol/L NaOH 溶液，摇匀，室温下静置 20 min，加入 4 mL 的 10％ HCl，混匀，定容至 50 mL，以蒸馏水为对照，在最大吸收波长 243 nm 处测定其吸光度，根据标准曲线计算维生素 C 含量。

（四）花色苷含量的测定

花色苷含量的测定，我们采用 pH 示差法[41]。具体方法为：取 1 mL 提取液分别用 pH 1.0 的氯化钾缓冲液和 pH 4.5 的乙酸钠缓冲液定容至 50 mL，混匀后室温下放置 70 min，采用 pH 示差法（pH＝ 1.0 和 pH＝ 4.5）在 520 nm 和 700 nm 处测定溶液的吸光值，用蒸馏水空白调零。花色苷含量通过下面方程进行计算，结果以每克鲜样品中矢车菊素-3-葡萄糖苷表示（mgCYE/g）。

总花色苷（mg/L）＝A×MW×DF×1000/（ε×1）   式（7-1）

式中，A＝（$A_{520\ nm}$－$A_{700\ nm}$）$_{pH\ 1.0}$－（$A_{520\ nm}$－$A_{700\ nm}$）$_{pH\ 4.5}$；

MW：矢车菊素-3-葡萄糖苷的相对分子量，449.2 g/mol；

DF：稀释因子；

ε：矢车菊-3-葡萄糖苷的摩尔消光系数，26900 L/mol/cm；

1000：由 g 转换成 mg 的转换系数。

三、黑老虎抗氧化活性测定

本研究中，我们选取了 DPPH、FRAP、ABTS 3 种抗氧化测定方法对黑老虎的抗氧化活性进行测定，比较不同地区不同部位黑老虎的抗氧化活性。

（1）DPPH 自由基清除能力的测定

DPPH 自由基清除能力的测定参考文献研究方法并略作改变[40]。先配制浓度为 0.094 mmol/L DPPH 工作液，再取 0.3 mL 样品与 1.9 mL DPPH 溶液混合均匀，避光静置反应 30 min 后在 517 nm 下测定其吸光度，以水溶性维生素 E（Trolox）为标样制作甲醇溶液标准曲线，参照上述步骤测定样品的吸光值并计算其抗氧化能力，抗氧化能力均采用每克鲜样品中 Trolox 当量表示（μmol TE/g）。

（2）FRAP 法测定抗氧化活性

铁离子还原能力的测定参考文献的研究方法并稍微修改[41]。将醋酸缓冲液、40 mmol/L HCl 溶液配制成的 10 mmol/L TPTZ 和 20 mmol/L $FeCl_3$ 溶液，按体积比 10∶1∶1 的比例混合均匀后，即制成 FRAP 试剂，于 37 ℃水浴下备用。取 0.9 mL 样品，再加上 2.7 mL 的 FRAP 试剂和 270 μL 的去离子水，混合均匀在 37 ℃下反应 30 min，然后于 595 nm 下测定其吸光值。以 Trolox 为标样制作甲醇溶液标准曲线。参照上述步骤测定样品的吸光值并计算其抗氧化能力，抗氧化能力均采用每克干样品中 Trolox 当量表示（μmol TE/g）。

（3）ABTS 自由基清除能力的测定

ABTS 自由基清除能力的测定参考文献的研究方法并稍做改变[42]。配制 ABTS 溶液浓度为 7.4 mmol/L，配制过硫酸钾溶液 2.45 mmol/L，将两者等量混合均匀，在黑暗中放置 12～16 h 形成 ABTS 储备液，在测定前用无水乙醇稀释为 734 nm 波长处吸光度为 0.68～0.72 的 ABTS 工作液。取 1 mL 样品稀释液，加入 4 mL ABTS 工作液，于 30 ℃避光反应 6 min 后于 734 nm 波长处测定吸光值。以 Trolox 为标样制作甲醇溶液标准曲线。参照上述步骤测定样品的吸光值并计算其抗氧化能力，抗氧化能力均采用每克干样品中 Trolox 当量表示（μmol TE/g）。

四、统计分析

所有的实验都平行测定 3 次，数据用平均值±标准差表示。我们采用 SPSS 软件进行统计分析。相关性的检测采用斯皮尔曼来（Spearman）相关系数进行表示。P<0.05 则认为有差异显著，P<0.01 则认为有极差异显著。

第二节　结果与分析

一、不同处理方法对黑老虎抗氧化活性物质含量的影响

（一）湿法处理不同地区同一部位黑老虎抗氧化活性成分含量

1. 不同地区果皮中多酚、黄酮、维生素 C 和花色苷含量比较

不同地区同一部位果皮多酚含量见图 7 - 1。我们发现不同地区黑老虎果皮多酚含量存在显著性差异。果皮多酚含量由高到低依次为贵州地区、江西地区、湖南地区，多酚含量最低的湖南地区为（0.942±0.009）mg GAE/g FW，其次江西地区为（1.286±0.006）mg GAE/g FW，最高的贵州地区为（3.155±0.006）mg GAE/g FW，约为湖南地区的 3 倍。不同地区黑老虎果皮黄酮含量存在显著性差异。果皮黄酮含量由高到低为贵州地区、江西地区、湖南地区，TFC 含量最低的湖南地区为（4.217±0.025）mg GAE/g FW，其次江西地区为（6.465±0.047）mg GAE/g FW，最高的贵州地区为（12.685±0.041）mg GAE/g FW，约为湖南地区的 3 倍。不同地区黑老虎果皮维生素 C 含量也存在显著性差异。果皮维生素 C 含量由高到低为贵州地区、江西地区、湖南地区，维生素 C 含量最低的湖南地区为（79.398±0.534）mg GAE/g FW，其次江西地区为（82.081±0.116）mg GAE/g FW，最高的贵州地区为（87.591±0.082）mg GAE/g FW。

不同地区同一部位果皮花色苷含量见图 7 - 1，我们发现不同地区黑老虎果皮花色苷含量也存在显著性差异。果皮花色苷含量由高到低为贵州地区、江西地区、湖南地区，花色苷含量最低的湖南地区为（0.057±0.003）mg/g FW，其次江西地区为（0.244±0.010）mg/g FW，最高的贵州地区为（0.635±0.013）mg/g FW，约为湖南地区的 11 倍。通过与其他野生浆果比较得出贵州地区和江西地区黑老虎果皮中花色苷含量高于黑加仑中花色苷含量。黑老虎中花色苷含量与蓝靛果花色苷含量相近。通过与五味子鲜果比较得出五味子果皮花色苷含量远低于贵州地区黑老虎果皮中花色苷含量，但与江西地区黑老虎果皮花色苷含量接近，高于湖南地区黑老虎果皮中花色苷含量。

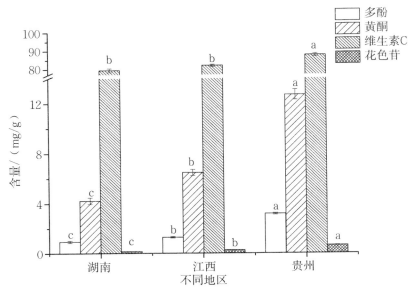

图7-1 不同地区湿法处理果皮多酚，黄酮，维生素C，花色苷含量（a，b，c表示显著性差异）

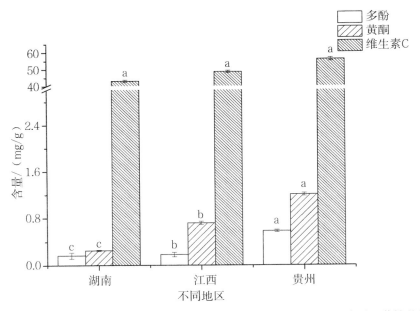

图7-2 不同地区湿法处理籽多酚，黄酮，维生素C含量（a，b，c表示显著性差异）

2. 不同地区种子中多酚、黄酮和维生素 C 含量比较

不同地区种子中多酚、黄酮和维生素 C 含量见图 7 - 2。我们发现不同地区黑老虎籽多酚含量存在显著性差异。籽多酚含量由高到低为贵州地区、江西地区、湖南地区，多酚含量最低的湖南地区为（0.168±0.005）mg GAE/g FW，其次江西地区为（0.184±0.004）mg GAE/g FW，最高的贵州地区为（0.582±0.002）mg GAE/g FW，约为湖南地区的 3 倍。不同地区黑老虎籽黄酮含量也存在显著性差异。籽黄酮含量由高到低为贵州地区、江西地区、湖南地区，多酚含量最低的湖南地区为（0.253±0.066）mg CE/g FW，其次江西地区为（0.716±0.029）mg CE/g FW，最高的贵州地区为（1.206±0.025）mg CE/g FW，约为湖南地区的 5 倍。不同地区黑老虎籽维生素 C 含量也存在显著性差异。黑老虎籽中维生素 C 含量由高到低排序为贵州地区、江西地区、湖南地区，维生素 C 含量最低的湖南地区为（42.928±0.077）mg/g FW，其次江西地区为（48.666±0.630）mg/g FW，最高的贵州地区为（55.976±0.101）mg/g FW。

3. 不同地区果肉中多酚、黄酮和维生素 C 含量比较

不同地区果肉中多酚、黄酮和维生素 C 含量见 7 - 3。不同地区黑老虎果肉多酚含量存在显著性差异。果肉多酚含量从高到低为贵州地区、江西地区、湖南地区，多酚含量最低的湖南地区为（0.230±0.005）mg GAE/g FW，其次江西地区为（0.478±0.019）mg GAE/g FW，最高的贵州地区为（0.871±0.006）mg

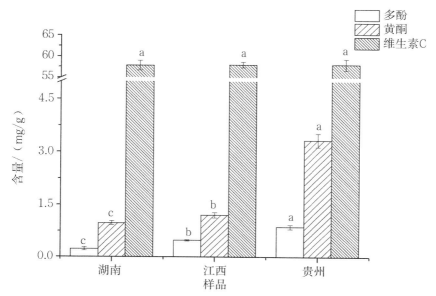

图 7 - 3 不同地区湿法处理果肉多酚，黄酮，维生素 C（a，b，c 表示显著性差异）

GAE/g FW，约为湖南地区的 4 倍。果肉中多酚含量低于五味子鲜果中多酚含量。不同地区黑老虎果肉黄酮含量也存在显著性差异。果肉黄酮含量由高到低为贵州地区、江西地区、湖南地区，黄酮含量最低的湖南地区为（0.977±0.057）mg CE/g DW，其次江西地区为（1.203±0.076）mg CE/g DW，最高贵州地区为（3.332±0.059）mg CE/g DW，约为湖南地区的 3 倍。同样，不同地区黑老虎果肉维生素 C 含量存在显著性差异。果肉维生素 C 含量由高到低为贵州地区、江西地区、湖南地区，维生素 C 含量最低的湖南地区为（57.863±0.116）mg/g FW，其次江西地区为（58.037±0.344）mg/g FW，最高贵州地区为（58.081±0.132）mg/g FW。黑老虎 3 个部位维生素 C 含量均高于酸枣、鲜枣、猕猴桃等富含维生素 C 的果蔬，也远高于桃子、香蕉、苹果、梨等常见果蔬，由此可见黑老虎营养价值极高。

（二）湿法处理相同地区不同部位黑老虎抗氧化活性成分含量

1. 湖南地区果皮、果肉和种子中多酚、黄酮和维生素 C 含量的比较

湖南地区果皮、果肉和种子中 3 种活性成分的含量见图 7 - 4A，多酚含量最低的为籽［（0.168±0.005）mg GAE/g FW］，其次为果肉［（0.230±0.005）mg GAE/g FW］，最高的为果皮［（0.942±0.009）mg GAE/g FW］，约为籽的 8 倍。对于黄酮含量，最低的为籽［（0.253±0.066）mg CE/g FW］，其次为果肉［（0.977±0.057）mg CE/g FW］，最高的为果皮［（4.217±0.025）mg CE/g FW］，约为籽的 16 倍。而维生素 C 含量，最低的为籽［（42.928±0.077）mg/g FW］，其次为果肉［（57.863±0.116）mg/g FW］，最高的为果皮［（79.398±0.534）mg/g FW］。

2. 江西地区果皮、果肉和种子中多酚、黄酮和维生素 C 含量的比较

江西地区果皮、果肉和种子中 3 种活性成分的含量见图 7 - 4B，多酚量最低的为籽［（0.184±0.004）mg GAE/g FW］，其次为果肉［（0.478±0.019）mg GAE/g FW］，最高的为果皮［（1.286±0.006）mg GAE/g FW］，约为籽的 7 倍。对于黄酮含量，最低的为籽［（0.716±0.029）CE/g FW］，其次为果肉［（1.203±0.076）CE/g FW］，最高的为果皮［（6.465±0.047）mg CE/g FW］，约为籽的 9 倍。维生素 C 含量也一样，呈现出类似的趋势，含量最低的为籽［（48.666±0.630）mg/g FW］，其次为果肉［（58.037±0.344）mg/g FW］，最高的为果皮［（82.081±0.116）mg/g FW］。

3. 贵州地区果皮、果肉和种子中多酚、黄酮和维生素 C 含量的比较

贵州地区果皮、果肉和种子中三种活性成分的含量见图 7 - 4C，多酚含量最低的为籽［（0.582±0.002）mg GAE/g FW］，其次为果肉［（0.871±0.006）mg GAE/g FW］，最高的为果皮［（3.155±0.006）mg GAE/g FW］，约为籽的 6 倍。对于黄酮含量，最低的为籽［（1.206±0.025）mg CE/g FW］，

其次为果肉 [（3.332±0.059）mg CE/g FW]，最高的为果皮 [（12.685±0.041）mg CE/g FW]，约为籽的 10 倍。维生素含量也呈现类似的趋势，最低的为籽 [（55.976±0.101）mg/g]，其次为果肉 [（58.081±0.132）mg/g]，最高的为果皮 [（87.591±0.082）mg/g]。

由上述可知，同一地区黑老虎不同部位多酚含量有显著性差异，所有地区多酚含量均为果皮＞果肉＞籽。黄酮含量和维生素 C 含量也和多酚含量一样，均为果皮＞果肉＞籽。

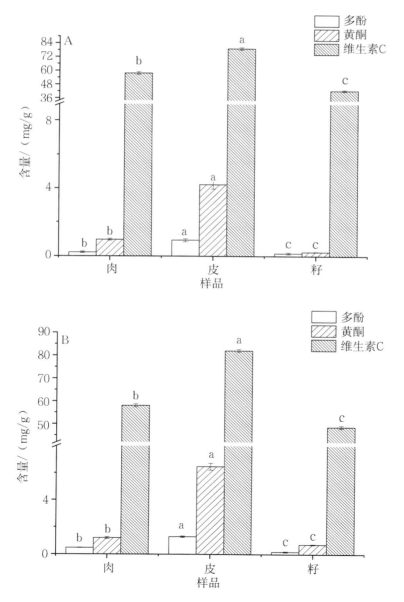

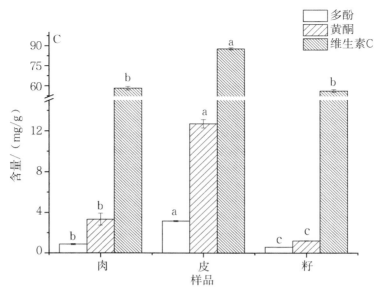

图 7-4 湿法处理不同地区不同部位多酚，黄酮，维生素 C 含量
（A，B，C 分别表示湖南，江西，贵州地区的黑老虎；a，b，c 表
示显著性差异）

（三）干法处理不同地区同一部位黑老虎抗氧化活性成分含量

1. 不同地区果皮多酚、黄酮、维生素 C 含量

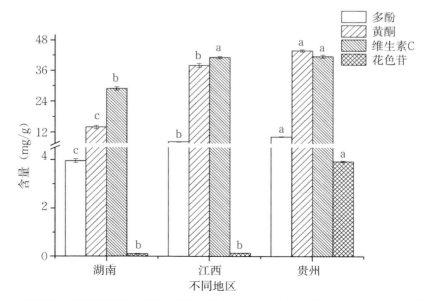

图 7-5 不同地区干法处理果皮多酚，黄酮，维生素 C，花色苷含量（a，b，c 表示显著性差异）

不同地区同一部位果皮多酚含量见图 7-5，不同地区黑老虎果皮多酚含量存在显著性差异。果皮多酚含量由高到低为贵州地区、江西地区、湖南地区，多酚含量最低的湖南地区为（3.95±0.008）mg GAE/g DW，其次江西地区为（8.272±0.007）mg GAE/g DW，最高贵州地区为（10.199±0.011）mg GAE/g DW，约为湖南地区的 3 倍。三地黑老虎果皮中多酚含量均高于广西地区黑老虎果皮中多酚含量。

2. 不同地区种子中多酚、黄酮和维生素 C 含量

不同地区同一部位籽多酚含量见图 7-6，不同地区黑老虎籽多酚含量存在显著性差异。籽多酚含量由高到低依次为江西地区、湖南地区、贵州地区，多酚含量最低的为贵州地区（0.464±0.012）mg GAE/g DW，其次为湖南地区（0.676±0.009）mg GAE/g DW，最高的为江西地区（0.693±0.006）mg GAE/g DW。不同地区黑老虎同一部位籽中黄酮含量存在显著性差异。籽黄酮含量由高到低为江西地区、湖南地区、贵州地区，黄酮含量最低的贵州地区为（1.130±0.024）mg CE/g DW，其次湖南地区为（1.762±0.033）mg CE/g DW，最高江西地区为（2.949±0.076）mg CE/g DW。不同地区黑老虎籽中维生素 C 含量存在显著性差异。籽粒中维生素 C 含量由高到低分别为贵州地区、江西地区、湖南地区，维生素 C 含量最低的湖南地区为（17.957±0.123）mg/g DW，其次江西地区为（21.949±0.077）mg/g DW，最高的贵州地区为

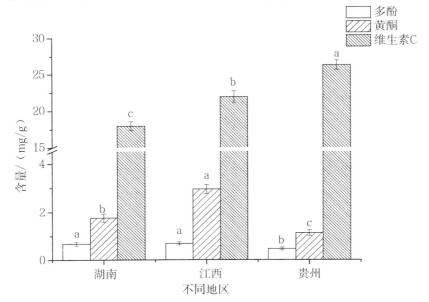

图 7-6　不同地区干法处理籽多酚，黄酮，维生素 C（a，b，c 表示显著性差异）

（26.291±0.067）mg/g DW。

（四）干法处理同一地区不同部位黑老虎抗氧化活性成分含量

湖南地区果皮和种子中多酚、多酮和维生素 C 含量见图 7-7A。黑老虎不同部位多酚含量有显著性差异，果皮多酚含量为（3.95±0.008）mg GAE/g DW，是籽多酚含量［（0.676±0.009）mgGAE/g DW］的 5.8 倍。果皮黄酮含量为（13.953±0.128）mg CE/g DW 同样高于籽黄酮含量［（1.762±0.033）mg CE/g DW］，约是籽的 7.8 倍，此外，果皮维生素 C 含量为（28.899±0.255）mg/g，是籽维生素 C 含量［（17.957±0.123）mg/g］的 1.6 倍。

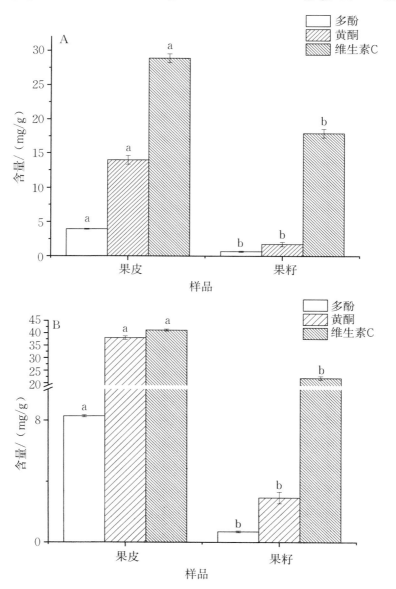

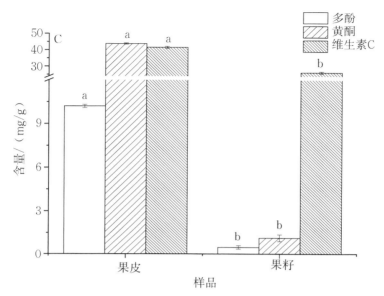

图 7-7　干法处理同一地区不同部位多酚，黄酮，维生素 C 含量
（A，B，C 分别表示湖南，江西，贵州地区的黑老虎；a，b，c 表示显著性差异）

江西地区果皮和种子中多酚、多酮和维生素 C 含量见图 7-7B。各部位之间的活性成分也有显著性差异，果皮多酚含量为（8.272±0.007）mg GAE/g DW，是籽多酚含量［（0.693±0.006）mg GAE/g DW］的 11.8 倍。果皮黄酮含量为（38.006±0.072）mg CE/g DW，是籽黄酮含量［（2.949±0.076）mg CE/g DW］的 12.8 倍。果皮维生素 C 含量为（41.128±0.041）mg/g，是籽维生素 C 含量［（21.949±0.077）mg/g］的 1.8 倍。

贵州地区果皮和种子中多酚、多酮和维生素 C 含量见图 7-7C。各部位之间的活性成分也有显著性差异。果皮多酚含量为（10.199±0.011）mg GAE/g DW g，是籽多酚含量［（0.464±0.012）mg GAE/g DW］的 21.9 倍。同样，果皮黄酮含量为（43.823±0.043）mg CE/g DW，是籽黄酮含量［（1.130±0.024）mg CE/g DW］的 38.8 倍。果皮维生素 C 含量［（41.564±0.671）mg/g］是籽维生素 C 含量［（26.291±0.067）mg/g］的 1.6 倍。

由上述可知，所有地区的 3 种活性成分均呈现出果皮含量远大于籽含量的趋势。

二、不同地区不同部位黑老虎的抗氧化活性

抗氧化活性不能仅仅归因于复杂的植物化学物质的性质，抗氧化活性依赖于一定的反应机理。因此，重要的是要使用多个方法测定植物提取物和植物化学物质的抗氧化活性。迄今为止，科研人员已经发明了许多测定抗氧化活性和解释抗氧化机理的方法。其中，总抗氧化活性、DPPH、FRAP、ABTS 是最普遍接受的测定食品基质抗氧化活性的方法。因此，本实验选取了 DPPH、FRAP、ABTS 三种方法作为测定抗氧化活性的方法，提取物的抗氧化活性都用 Trolox 当量来表示。

（一）湿法处理不同地区不同部位黑老虎抗氧化活性含量

湿法处理同一地区黑老虎不同部位抗氧化活性见图 7-8，湿法处理同一地区黑老虎不同部位抗氧化活性有显著性差异。湖南地区样本中果肉的 DPPH，FRAP，ABTS 值分别为（31.342±0.716）μmol TE/g FW、（32.308±0.274）mol TE/g FW 和（85.691±0.790）μmol TE/g FW，果皮的 DPPH，FRAP，ABTS 值分别为（212.511±0.693）μmol TE/g FW、（161.098±1.153）μmol TE/g FW 和（145.500±2.250）μmol TE/g FW，籽的 DPPH、FRAP、ABTS 值分别为（1.223±0.008）μmol TE/g FW、（9.039±0.690）μmol TE/g FW 和（41.797±0.459）μmol TE/g FW。江西地区样本中果肉的 3 种抗氧化活性值分别为（10.071±0.261）μmol TE/g FW、（44.062±0.580）μmol TE/g FW 和（88.429±1.073）μmol TE/g FW，果皮的 3 种抗氧化活性值分别为（227.566±1.135）μmol TE/g FW、（193.790±0.684）μmol TE/g FW 和（150.976±1.078）μmol TE/g FW，籽的 3 种抗氧化活性值分别为（56.570±0.453）μmol TE/g FW、（18.694±1.945）μmol TE/g FW 和（82.111±1.073）μmol TE/g FW。贵州地区样本中果肉的 3 种抗氧化活性值分别为（166.936±0.454）μmol TE/g、（105.312±0.987）μmol TE/g FW 和（125.283±1.028）μmol TE/g FW，果皮的 3 种抗氧化活性值分别为（287.527±0.384）μmol TE/g FW、（200.878±1.224）μmol TE/g FW 和（208.468±1.072）μmol TE/g FW，籽的 3 种抗氧化活性值分别为（137.700±0.646）μmol TE/g FW、（49.879±1.066）μmol TE/g FW 和（102.960±1.660）μmol TE/g FW。

不同地区不同部位黑老虎中抗氧化活性值虽不相同，但抗氧化活性均为果皮高于果肉，果肉高于籽。地区之间的差异也是均表现为贵州高于江西，江西高于湖南。经比较分析果肉 DPPH 清除率低于五味子鲜果，3 个地区果肉中抗氧化活性与华中五味子果实抗氧化活性差异不大，但高于南五味子提取物的 DPPH 清

除率。

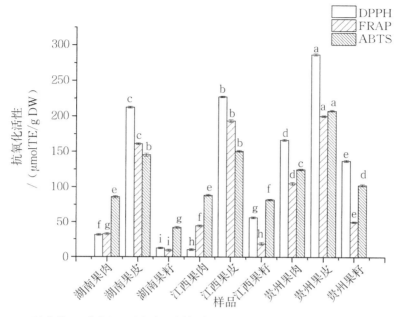

图 7 - 8　湿法处理不同地区黑老虎不同部位抗氧化活性（a，b，c，d，e，f，g，h，i 表示显著性差异）

（二）干法处理不同地区不同部位黑老虎抗氧化活性含量

干法处理同一地区黑老虎不同部位抗氧化活性见图 7 - 9，干法处理同一地区黑老虎不同部位，其抗氧化活性也有显著性差异。湖南地区果皮样本中的 DPPH，FRAP，ABTS 值分别为（329.968 ± 0.568） μmol TE/g DW、（228.077±1.074） μmol TE/g DW 和（224.684±0.794） μmol TE/g DW，籽的 DPPH，FRAP，ABTS 值分别为（139.242 ± 0.405） μmol TE/g DW、（72.826±0.506） μmol TE/g DW 和（106.540±1.815） μmol TE/g DW。江西地区果皮样本中的 3 种抗氧化活性值分别为（334.592±0.291） μmol TE/g DW、（617.636±1.215） μmol TE/g DW 和（312.502±0.797） μmol TE/g DW，籽的三种抗氧化活性值分别为（144.483±1.070） μmol TE/g、（84.935±0.254） μmol TE/g 和（121.914±1.493） μmol TE/g。贵州地区果皮样本中的 3 种抗氧化活性值分别为（337.829±0.524） μmol TE/g DW、（795.863±0.315） μmol TE/g DW 和（320.294±0.303） μmol TE/g DW，籽的 3 种抗氧化活性值分别为（45.318±0.503） μmol TE/g DW、（56.082±1.114） μmol TE/g DW 和（92.430±1.034） μmol TE/g DW。

不同地区不同部位黑老虎中抗氧化活性值虽不相同，但果皮的抗氧化活性要强于籽的抗氧化活性。其中，果皮的 3 种抗氧化能力大小均表现为贵州高于江西，江西又高于湖南。而对于籽来说，三种抗氧化能力由大到小的排序则为江西、湖南、贵州。每个地区都是果皮的抗氧化能力远高于籽的抗氧化能力。

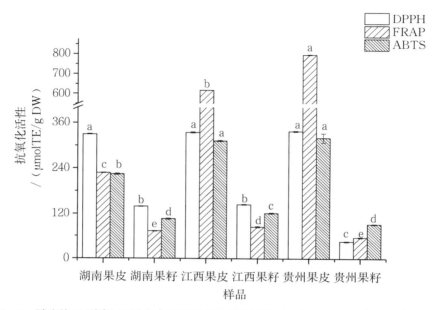

图 7-9　干法处理不同地区黑老虎不同部位抗氧化活性（a. b，c，d，e 表示显著性差异）

三、抗氧化活性成分与抗氧化活性相关性

相关性分析表明，抗氧化活性和植物化学成分之间的相关性见表 7-1。各提取液的抗氧化活性能力（DPPH、FRAP 和 ABTS）与多酚含量存在正相关（$r=0.968$；$r=0.989$；$r=0.953$）；与黄酮含量存在正相关（$r=0.964$；$r=0.978$；$r=0.937$）；与维生素 C 含量存在正相关（$r=0.907$；$r=0.913$；$r=0.847$）；与花色苷含量存在正相关（$r=0.831$；$r=0.879$；$r=0.822$），均达到极显著水平（$p<0.01$）。除此之外，抗氧化活性（DPPH、ABTS、FRAP）之间也显示出显著的相关性，表明抗氧化活性测定都是可靠和可互换的。例如，DPPH 与 FRAP 之间显著相关（$r=0.968$，$p<0.01$），DPPH 与 ABTS 之间显著相关（$r=0.975$，$p<0.01$），ABTS 与 FRAP 之间显著相关（$r=0.985$，$p<0.01$）。

表 7 - 1　　　　　　　　　　抗氧化成分和抗氧化活性斯皮尔曼相关系数

	多酚	黄酮	维生素 C	花色苷	DPPH	FRAP	ABTS
多酚	1	0.996**	0.868**	0.855**	0.968**	0.989**	0.953**
黄酮		1	0.858**	0.849**	0.964**	0.978**	0.937**
维生素 C			1	0.936**	0.907**	0.913**	0.847**
花色苷				1	0.831**	0.879**	0.822**
DPPH					1	0.968**	0.975**
FRAP						1	0.985**
ABTS							1

注：** 代表在置信度（双侧）为 0.01 时，相关性是显著

第三节　小结与讨论

在湿法提取条件下，同一地区不同部位黑老虎的活性成分及抗氧化活性有很大的差异，湖南地区黑老虎提取物多酚含量在 0.168～0.942 mg GAE/gFW 之间，黄酮含量在 0.253～4.217 mg CE/g FW 之间，而花青素只在果皮中检测到，含量为 0.057±0.003mg/g DW，维生素 C 含量在 42.98～79.398 mg/g FW 之间；抗氧化活性检测结果表明 DPPH 自由基清除能力在 1.223～212.592 μmol TE/g FW 之间，铁离子还原能力在 9.039～161.098 μmol TE/g FW 之间，ABTS 自由基清除能力在 41.797～145.500 μmol TE/g FW 之间。

江西地区黑老虎提取物多酚含量在 0.184～1.286 mg GAE/g FW 之间，黄酮含量在 0.716～6.465 mg CE/g FW 之间，维生素 C 在 48.666～82.081 mg/g FW 之间，花青素只在果皮中检测到，含量为 0.244mg/g FW；DPPH 自由基清除能力在 10.071～227.566 μmol TE/g FW 之间，铁离子还原能力在 18.694～93.790 μmol TE/g DW 之间，ABTS 自由基清除能力在 82.111～150.976 μmol TE/g DW 之间，均为果皮中的抗氧化活性最好。

贵州地区黑老虎提取物多酚含量在 0.582～3.155 mg GAE/g FW 之间，黄酮含量在 1.206～12.685 mg CE/g FW 之间，维生素 C 含量在 55.976～87.591mg/g FW 之间，花青素只在果皮中检测到，含量为（0.635±0.013）mg/gFW；活性检测 DPPH 法在 137.700～287.527 μmol TE/g FW 之间、FRAP 法在 49.879～200.878 μmol TE/g FW 之间、ABTS 法在 102.960～208.468 μmol TE/g FW 之间。其中，多酚、黄酮含量均呈现出果皮＞果肉＞籽的趋势，维生素 C 含量排序为果皮＞果肉＞籽，花青素含量呈现出果皮＞籽＞果

肉的趋势。不同地区之间的活性成分含量对比表明果皮，果肉和果籽中的多酚、黄酮和维生素 C 含量均是贵州地区样本高于江西地区样本，江西地区样本高于湖南地区样本。

对于干法来说，也展现出类似的结果。湖南地区黑老虎果皮和果籽提取物中多酚含量分别为（3.95±0.008）mg GAE/g DW 和（0.676±0.009）mg GAE/g DW，黄酮含量分别为（13.953±0.128）mg CE/g DW 和（1.762±0.033）mg CE/g DW，维生素 C 含量为（28.899±0.255）mg/g DW 和（17.957±0.123）mg/g DW。

江西地区的黑老虎果皮和果籽多酚含量分别为（8.272±0.007）mg GAE/g DW 和（0.693±0.006）mg GAE/g DW；黄酮含量分别为（38.006±0.072）mg CE/g DW 和（2.949±0.076）mg CE/g DW；维生素 C 含量分别为（41.128±0.041）mg/g DW 和（21.949±0.077）mg/g DW；贵州地区的黑老虎果皮和果籽多酚分别为（10.199±0.011）mg GAE/g DW 和（0.464±0.012）mg GAE/g DW；黄酮含量分别为（43.823±0.043）mg CE/g DW 和（1.130±0.024）mg CE/g DW；维生素 C 含量分别为（41.564±0.671）mg CE/g DW 和（26.291±0.067）mg CE/g DW；各种活性成分均是果皮的含量高于籽含量，果皮中的三种活性成分，均为贵州地区的含量高于江西地区、江西地区高于湖南地区。

活性检测表明 DPPH 自由基清除能力以贵州地区黑老虎果皮的清除力最高，达到了（337.829±0.524）μmol TE/g DW，铁离子还原能力也以贵州果皮样本最高，达到了（795.863）μmol TE/gDW，同样 ABTS 自由基清除能力也以贵州果皮样本最高，达到了（320.294）μmol TE/gDW。比较 3 种常用抗氧化测定方法与各种抗氧化活性成分相关性结果表明多酚含量、黄酮含量、维生素 C 含量、花色苷含量和抗氧化活性之间表现出显著性。综合分析，黑老虎中抗氧化活性主要由多酚和黄酮贡献。

第八章　黑老虎果皮和种子的生物活性研究

黑老虎果皮和种子占比很高，而且在食用和生产加工的过程中，果皮和种子大多会被废弃，这在很大程度会降低黑老虎的利用率。经研究发现，黑老虎果皮中含有大量的活性成分，还具有一定的抑菌效果和对某些酶的抑制作用，若能有效利用黑老虎果皮，同时挖掘其种子相对应的生理活性，将对于人类部分疾病具有不错的防治和改善效果。因此，黑老虎果皮种子提取物及其相应的生物活性的研究对开发其潜在市场具有一定的意义。酪氨酸酶是一种氧化酶，是生物体合成黑色素的关键限速酶。黑色素的产生与酪氨酸酶促酪氨酸的羟基化和多巴的氧化以及酪氨酸酶相关蛋白的氧化有关。研究表明，某些植物中的黄酮类化合物对酪氨酸酶活性具有竞争性抑制作用，含有此类酪氨酸酶活性抑制成分的植物则对酪氨酸酶有一定的抑制效果。因此，通过抑制酪氨酸酶的活性，可以抑制黑色素的形成，从而发挥美白效果。

第一节　材料与方法

一、黑老虎果皮种子中的活性成分的提取

黑老虎采自湖南通道，有大红和紫黑两个品种，分别取黑老虎的果皮、种子作为实验材料。手工分离果皮、果肉和种子；将果皮和种子放于 45 ℃烘箱中干燥 36 h，用粉碎机粉碎后过 40 目筛后用于活性成分的提取。

称取 10 g 果皮（种子）粉末用 50 mL 的乙醇（70%）浸提 4 h 后过滤，用等量的乙醇再将滤渣提取 1 次后进行过滤。将两次的滤液合并一起，然后装进旋转蒸发器，在 40 ℃的条件下真空减压浓缩至 20 mL，得到相当于含生药 500 mg/mL 的乙醇提取液，分装冷冻待用。

二、多酚和黄酮含量的测定

（一）多酚含量的测定：按照福林-酚试剂比色法测定多酚含量，并加以改进。取稀释到一定浓度的样品 1 mL 于 25 mL 试管中，加入蒸馏水至 23 mL，再分别加入 500 μL 的福林-酚试剂和 300 μL 的 10% 碳酸钠溶液，摇匀后在室温静

置 30 min，然后在 760 nm 处测定吸光值，以没食子酸为标样制作标准曲线，结果以每克干样品中的没食子酸当量来计（mg GAE/g DW）。

（二）黄酮含量的测定：总黄酮的测定采用三氯化铝比色法，取 250 μL 样品稀释液和 2710 μL 的 30% 乙醇溶液于试管中，再加入 120 μL 的 0.5 mol/L 亚硝酸钠溶液混匀，静置 5 min 后，再加入 120 μL10% 氯化铝溶液，混匀后再放置 5 min，之后，再加入 800 μL 1 mol/L 氢氧化钠溶液，振荡混匀后在 510 nm 波长处测其吸光度。以儿茶素作标样制作标准曲线，结果以每克鲜样品中毫克儿茶素当量表示（mg CE/g）。

三、抗氧化活性测定

（一）DPPH 抗氧化活性的测定：DPPH 自由基清除能力的测定参考文献[40]研究方法并略作改变。先配制浓度为 0.094 mmol/L DPPH 工作液，再提取 0.3 mL 样品与 1.9 mL DPPH 溶液混合均匀，避光静置反应 30 min 后在 517 nm 下测定其吸光度，以水溶性维生素 E（Trolox）为标样制作甲醇溶液标准曲线，参照上述步骤测定样品的吸光值并计算其抗氧化能力，抗氧化能力均采用每克干样品中 Trolox 当量表示（μmol TE/g）。

（二）FRAP 抗氧化活性的测定：铁离子还原能力的测定参考文献[41]的研究方法并稍微修改。将醋酸缓冲液、40 mmol/L HCl 溶液配制成的 10 mmol/L TPTZ 和 20 mmol/L FeCl$_3$ 溶液，按体积比 10∶1∶1 的比例混合均匀后，即制成 FRAP 试剂，于 37 ℃水浴下备用。取 0.9 mL 样品，再加上 2.7 mL 的 FRAP 试剂和 270 μL 的去离子水，混合均匀在 37 ℃下反应 30 min，然后在 595 nm 波长下测定其吸光值。以 Trolox 为标样制作甲醇溶液标准曲线。参照上述步骤测定样品的吸光值并计算其抗氧化能力，抗氧化能力均采用每克干样品中 Trolox 当量表示（μmol TE/g）。

（三）ABTS 抗氧化活性的测定：ABTS 自由基清除能力的测定参考文献[42]的研究方法并稍做改变。配制 ABTS 溶液浓度为 7.4 mmol/L，配制过硫酸钾溶液 2.45 mmol/L，将两者等量混合均匀，在黑暗中放置 12～16 h 形成 ABTS 储备液，在测定前用无水乙醇稀释为 734 nm 波长处吸光度为 0.68～0.72 的 ABTS 工作液。取 1 mL 样品稀释液，加入 4 mL ABTS 工作液，于 30 ℃避光反应 6 min 后于 734 nm 波长处测定吸光值。以 Trolox 为标样制作甲醇溶液标准曲线。参照上述步骤测定样品的吸光值并计算其抗氧化能力，抗氧化能力均采用每克干样品中 Trolox 当量表示（μmol TE/g）。

四、抑菌活性的测定

主要应用两种抑菌方法来考察抑菌活性，第一种方法是通过抑菌圈的大小为指标测定样品的抑菌活性，第二种以通过刃天青显色法测定样品的最小抑菌浓度。

抑菌效果测定操作如下：在无菌环境下，用接种针分别蘸取大肠埃希菌、金黄色葡萄球菌、铜绿假单胞菌、鼠伤寒沙门氏菌、枯草杆菌少量菌种，分别接种到斜面上，接种完毕后，置于 37 ℃的 CO_2 恒温箱中，恒温培养 24 h。将活化后的细菌溶于无菌水中，根据与 0.5 号麦氏比浊管（0.5 号麦氏比浊管是由 0.05 mL 的 1‰氯化钡溶液加 9.95 mL 的 1‰硫酸制成，在 625 nm 波长下的吸光度为 0.08~0.10）对比而配制成细菌近似浓度为 1.5×10^8 CFU/mL 的菌悬液（此时菌悬液在 625 nm 的吸光度与 0.5 号麦氏比浊管的范围一致）。再将菌悬液稀释成细菌浓度为 5×10^6 CFU/mL 的菌悬液用于后续实验。

菌悬液配置完毕后，在相同的无菌环境下操作，用无菌棉签蘸取少量不同的菌悬液均匀地涂于凝固的平板培养基表面，等待几分钟使细菌固定制成含菌平板。

取涂好菌液的平板培养基，用移液枪头在上面挖五个等距的圆孔，分别吸取不同的 30 μL 样品溶液加入到相应孔中，除 4 种样液外，第五个孔加入稀释 100 倍的青霉素作为对照组，之后置于 37 ℃的 CO_2 恒温箱中，培养 24 h。观察各培养皿细菌生长情况，用游标卡尺测量抑菌圈直径并记录数据。

96 孔板测 MIC 的具体操作如下：紫外灯灭菌后取无菌 96 孔板，向实验所需的每个孔中加入 80 μL 液体培养基，并在第一排孔加入 80 μL 的 500 mg/mL 醇提取液；然后从第一排取 80 μL 混合液加入到第二排，再从第二排取 80 μL 混合液加入到第三排，依次定量吸取，使得孔中的样品浓度从上到下递减，倒数第二排混合后吸取 80 μL 混合液弃之。最后一排为对照组：将乙醇提取液用 80 μL 无菌水溶液和稀释 100 倍的青霉素溶液代替。最后分别加入 10 μL 细菌稀释液混合均匀，于 37 ℃恒温下培养 20 h 后，每孔都加入 10 μL 刃天青。放置 2 h 后，观察实验结果。粉红色表示有细菌生长，蓝色表示无细菌生长。以此得出样品的最低抑菌浓度（MIC）。

五、酪氨酸酶抑制活性的测定

分别准确量取相应体积的反应液（见表 8-1）于 96 孔板中，并设置 4 个重复孔。于 37 ℃的恒温水浴中 10 min；然后向每个孔中加入 50 μL 酪氨酸酶溶液

（比活力为 835U/mg）。反应 5 min 后，在波长 492 nm 处用酶标仪测定吸光度 $A1$，$A2$，$A3$，$A4$，根据下式计算黑老虎不同部位提取物对酪氨酸酶活性的抑制率；并且以维生素 C（10 mg/mL）作为对照。

$$抑制率（\%）=[1-(A_4-A_3)/(A_2-A_1)]\times100 \qquad 式（8-1）$$

式中：A_1 为不加样品和 L-酪氨酸的吸光度值；

A_2 为不加样品只加 L-酪氨酸的吸光度值；

A_3 为只加样品的吸光度值；

A_4 为加样品和 L-酪氨酸的吸光度值。

表 8-1　　　　　　　　　　　　反应液的组成

反应液组别	A1	A2	A3	A4
去离子水/μL	30	30	0	0
样品溶液/μL	0	0	30	30
L-酪氨酸溶液/μL	0	50	0	50
磷酸缓冲溶液/μL	80	30	80	30

六、α-葡萄糖苷酶和α-淀粉酶抑制活性的测定

PNPG 溶液的配制（24 mmol/L）：准确称取 72 mg 的 PNPG，于 10 mL 的 0.1 mol/L 的磷酸缓冲溶液中，于 4 ℃冰箱冷藏备用。阿卡波糖溶液配制：取阿卡波糖药片一粒（50 mg）碾碎后用 10 mL 的超纯水彻底溶解后，以转速为 6000 r/min 离心 7 min 后，取上清液，此时阿卡波糖溶液浓度为 5 mg/mL。

将 α-葡萄糖苷酶和 α-淀粉酶分别用 0.1 mol/L 的磷酸缓冲液稀释到 0.2 U/mL 以及 0.5 U/mL 后，置于 4 ℃冰箱避光储藏备用。参考文献[60]的研究，根据实际情况经适当修改，具体操作为：按照表 4 所述，实验组和空白组均取 30 μL 黑老虎不同部位的醇提取液置于 96 孔板孔中，实验组加入 50 μL 的 α-葡萄糖苷酶（0.2 U/mg）和 50 μL 的磷酸缓冲液（0.1 mol/L），50 μL 的 24 mmol/L PNPG 为底物，在 37 ℃下反应 30 min 后，再加入 100 μL 的 0.1 mol/L Na_2CO_3 溶液，在 37 ℃下反应 10 min。在酶标仪上用 405 nm 波长测定吸光值 A。同时设定不加样品的对照组，阿卡波糖溶液作为阳性对照。

$$抑制率（\%）=[1-(A_1-A_2)/(A_3-A_4)]\times100 \qquad 式（8-2）$$

式中：A_1 为黑老虎提取物、酶和底物；

A_2 为黑老虎提取物、磷酸钾缓冲溶液和底物；

A_3 为酶、底物和磷酸缓冲液；

A_4 为磷酸钾缓冲溶液和底物。

表 8 - 2　　　　　　　　　　　　　反应液的组成

	A1	A2	A3	A4
a-葡萄糖苷酶液/μL	50	0	50	0
磷酸钾缓冲液/μL	0	50	30	80
样品/μL	30	30	0	0
PNPG/μL	50	50	50	50
Na$_2$CO$_3$ 溶液/μL	100	100	100	100

参考文献[61]的研究测定 α-淀粉酶抑制活性，具体操作为：取样品溶液与 α-淀粉酶溶液各 200 μL，混合后在 37 ℃下孵育 10 min，并加入 400 μL 的淀粉溶液 （0.25%），置于 37 ℃水浴中反应 10 min 后加入 1.0 mL DNS 显色剂，置于沸水中 10 min 后冷却至室温。加入 10 mL 的蒸馏水稀释，之后于 540 nm 波长处测定吸光度值，并通过以下公式计算抑制率。

$$抑制率（\%）= [1-（A_1-A_2）/A_3] \times 100 \qquad 式（8-3）$$

式中：A_1 为 α-淀粉酶溶液、样品、淀粉溶液和 DNS 显色剂；

　　　A_2 为 α-淀粉酶溶液、样品和 DNS 显色剂；

　　　A_3 为 α-淀粉酶溶液、淀粉溶液和 DNS 显色剂。

第二节　结果与分析

一、黑老虎果皮种子提取物抗氧化活性

由表 8-3 可得，大红果皮的多酚含量 [（0.95±0.02）mg GAE/g] 大于紫黑果皮的多酚含量 [（0.54±0.01）mg GAE/g]；大红种子的多酚含量 [（0.21±0.01）mg GAE/g] 小于紫黑种子的含量 [（0.33±0.04）mg GAE/g]；而果皮的多酚含量远高于种子的多酚含量。大红果皮的黄酮含量 [（0.93±0.04）mg CE/g] 小于紫黑果皮黄酮含量 [（1.61±0.02）mg CE/g]，大红种子的黄酮含量 [（0.88±0.02）mg CE/g] 大于紫黑种子黄酮含量 [（0.66±0.03）mg CE/g]；而果皮的黄酮含量与种子的黄酮含量相当。与此同时，由表 8-4 可分析得出，大红果皮的 DPPH、FRAP、ABTS 的值分别为 [（0.39±0.02）μmol TE/g DW]、（0.29±0.03）μmol TE/g DW、（0.17±0.05）μmol TE/g DW，紫黑果皮的 DPPH、FRAP、ABTS 的值分别为 （0.37±0.02）μmol TE/g DW、

(0.28 ± 0.05) μmol TE/g DW、(0.16 ± 0.03) μmol TE/g DW。大红种子的 DPPH、FRAP、ABTS 的值分别为 (0.35 ± 0.02) μmol TE/g DW、(0.16 ± 0.03) μmol TE/g DW、(0.12 ± 0.04) μmol TE/g DW，紫黑种子 DPPH、FRAP、ABTS 的值分别为 (0.40 ± 0.03) μmol TE/g DW、(0.19 ± 0.02) μmol TE/g DW、(0.13 ± 0.04) μmol TE/g DW。

通过测定多酚黄酮的含量，我们由含量差异可以得出，造成黑老虎的多酚含量有所差异的原因可能与黑老虎的品种、不同部位的特点以及成熟度等因素相关，造成黑老虎的黄酮含量有所差异的原因可能仅与品种有关。而这些差异也可以为抑菌活性和酪氨酸酶抑制活性提供理论依据。抗氧化活性不能仅仅归因于复杂的植物化学物质的性质，抗氧化活性还依赖于一定的反应机理。DPPH、FRAP、ABTS 是最普遍接受测定食品基质抗氧化活性的方法。通过 DPPH，ABTS 和 FRAP 三种不同机制的方法比较样品得出：虽然黑老虎在不同品种和不同部位的抗氧化活性值不同，但非常接近，所以可以推测果皮的抗氧化活性与种子的抗氧化活性几乎相同，且大红品种的果皮和种子相对紫黑品种来说更优。通过结果，我们发现，各种抗氧化指标的值都不是很高，通过对比，可以推断通过乙醇提取的黑老虎的不同部位的活性物质，其活性成分的抗氧化活性较低。

表 8-3　　　　　　　　　　黑老虎不同部位多酚黄酮含量

	大红果皮	紫黑果皮	大红种子	紫黑种子
多酚/(mg GAE/g)	0.95 ± 0.02^a	0.54 ± 0.01^b	0.21 ± 0.01^c	0.33 ± 0.04^d
黄酮/(mg CE/g)	0.93 ± 0.04^b	1.61 ± 0.02^a	0.88 ± 0.02^c	0.66 ± 0.03^d

表 8-4　　　　　　　　　黑老虎不同部位抗氧化活性　　　　　单位：μmol TE/g DW

	大红果皮	紫黑果皮	大红种子	紫黑种子
DPPH	0.39 ± 0.02^a	0.37 ± 0.02^b	0.35 ± 0.02^c	0.40 ± 0.03^a
FRAP	0.29 ± 0.03^a	0.28 ± 0.05^a	0.16 ± 0.03^c	0.19 ± 0.02^b
ABTS	0.17 ± 0.05^a	0.16 ± 0.03^a	0.12 ± 0.04^b	0.13 ± 0.04^b

二、黑老虎果皮种子提取物的抑菌活性

通过实验，我们发现，黑老虎果皮种子的醇提取物对于大肠埃希菌、金黄色葡萄球菌和铜绿假单胞菌这 3 种菌没有任何抑菌效果，它们仅对鼠伤寒沙门氏菌和枯草杆菌有一定的抑制作用，因此我们只选择这两种菌再进行实验，以观察黑

老虎不同部位提取物的抑菌情况。黑老虎不同部位对鼠伤寒沙门氏菌和枯草杆菌的抑菌情况和96孔板测定 MIC 的情况见图 8-1 和图 8-2；我们由表 8-5 分析得出，大红果皮的提取物对鼠伤寒沙门氏菌和枯草杆菌的 MIC 均为 31.25 mg/mL；紫黑果皮的提取物对两种菌的 MIC 分别为 62.50 mg/mL 和 31.25 mg/mL；大红种子的提取物对鼠伤寒沙门氏菌和枯草杆菌的 MIC 分别是 125 mg/mL 和 62.50 mg/mL；紫黑种子的提取物对鼠伤寒沙门氏菌和枯草杆菌的 MIC 均为 62.50 mg/mL。大红果皮、紫黑果皮、大红种子和紫黑种子对鼠伤寒沙门氏菌的抑菌圈大小分别为（11.90±0.04）mm，（9.72±0.06）mm，（7.22±0.03）mm，（9.62±0.05）mm；对枯草杆菌的抑菌圈大小分别为（11.38±0.02）mm，（13.40±0.05）mm，（8.64±0.03）mm，（7.30±0.08）mm。该实验结果与96孔板测定黑老虎不同部位提取物的 MIC 实验结果基本一致。由此可得，黑老虎大红果皮的总体抑菌效果大于紫黑果皮；黑老虎大红种子对枯草杆菌的抑菌效果与紫黑种子相当，但对于鼠伤寒沙门氏菌的抑菌效果远不如紫黑品种，故我们可以得出大红果皮的抑菌效果最优，而紫黑种子相较于大红种子更优。

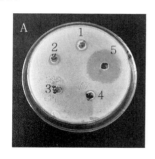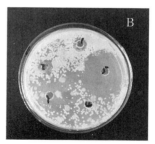

图 8-1　四种样品对鼠伤寒沙门氏菌和枯草杆菌的抑菌情况
（A. 鼠伤寒沙门氏菌　B. 枯草杆菌　1. 大红果皮　2. 紫黑果皮　3. 大红种子　4. 紫黑种子　5. 青霉素对照）

　　从黑老虎果皮和种子中提取的活性物质进行实验后，我们发现黑老虎中起抑菌效果的物质为多酚和木脂素类化合物，而多酚可以破坏细菌的细胞膜结构而增加细胞通透性，通过研究多酚类物质的基本结构得出，由于多酚结构中存在酚羟基很容易和蛋白质分子多点结合，而使得酶的活性降低，减缓细菌能量代谢速度，达到阻止并预防微生物侵染的目的，从而具有抗菌活性。同时需要指出的是，果皮的抑菌效果一般优于种子。根据刘丽的研究发现，可以抑菌的活性物质大多存在于乙醇提取物中，这些抑菌物质具有相对高的极性，很可能是由于多酚类、多糖类等的作用[62]。

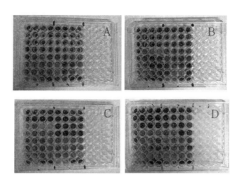

图 8 - 2　四种样品的 96 孔板显色结果

（A. 大红果皮　B. 紫黑果皮　C. 大红种子　D. 紫黑种子）

表 8 - 5　　　　　　　　　黑老虎不同部位抑菌圈大小和最小抑菌浓度

	鼠伤寒沙门氏菌		枯草杆菌	
	最低抑菌浓度 / （mg/mL）	抑菌圈大小 /mm	最低抑菌浓度 / （mg/mL）	抑菌圈大小 /mm
大红果皮	31.25	11.90±0.04[a]	31.25	11.38±0.02[b]
紫黑果皮	62.50	9.72±0.06[b]	31.25	13.40±0.05[a]
大红种子	125	7.22±0.03[c]	62.50	8.64±0.03[c]
紫黑种子	62.50	9.62±0.05[b]	62.50	7.30±0.08[d]

三、黑老虎果皮种子酪氨酸酶的抑制活性

两个品种的黑老虎醇提物的酪氨酸酶抑制率见表 8 - 6 和图 8 - 3。由表 5 分析可以得出，大红果皮在 500 mg/mL，250 mg/mL，125 mg/mL，67.5 mg/mL 浓度下的酪氨酸酶抑制率分别为 （90.89±1.14）%，（71.31±0.91）%，（49.83±2.06）%，（41.47±1.54）%；紫黑果皮在相应浓度下的酪氨酸酶抑制率分别为 （93.92±2.47）%，（85.46±1.21）%，（63.52±2.14）%，（45.13±2.09）%。大红种子的酪氨酸酶抑制率分别为 （60.43±1.27）%，（50.23±2.15）%，（38.54±1.58）%，（26.03±2.12）%；紫黑种子的酪氨酸酶抑制率分别为 （55.43±3.15）%，（47.85±2.37）%，（31.39±1.79）%，（23.51±2.13）%；维生素 C 在 10 mg/mL 对照的抑制率为 （96.81±0.11）%。同时由图 8 - 3 我们可以看出，黑老虎大红和紫黑两个品种的同一部位的酪氨酸酶抑制率均会随样品浓度的递增而随之递增；且大红果皮的 IC_{50} 为 117.23 mg/mL，紫黑果皮为 90.27 mg/mL；

大红种子为 248.57 mg/mL，紫黑种子为 310.64 mg/mL，故我们分析可以得出：大红品种果皮的酪氨酸酶抑制活性小于紫黑果皮，大红种子酪氨酸酶抑制活性大于紫黑种子；不同品种果皮的酪氨酸酶抑制活性均大于种子。综合分析，紫黑果皮对酪氨酸酶的抑制效果最佳；大红种子相对紫黑种子的抑制效果更优；造成这个结果的原因可能与不同品种的果皮种子中黄酮的含量的不同有关。

由此分析可得，黑老虎中酪氨酸酶的抑制率随着品种的不同，不同的部位和不同的浓度而变化。普遍表现为同一品种的不同部位的抑制率也有明显差异，且果皮的抑制率明显优于种子；同时随着样品浓度的升高，相同品种同一部位的酪氨酸酶抑制率均呈上升趋势。在相应的浓度范围内，对酪氨酸酶的抑制效果会随着各部位提取物浓度的增加而相应增加，且乙醇的极性部位对酪氨酸酶活性具有更好的抑制效果。

表 8 - 6　　　　　　　　黑老虎不同部位不同浓度的酪氨酸酶抑制率　　　　　　　单位：%

	大红果皮	紫黑果皮	大红种子	紫黑种子
500mg/mL	90.89±1.14[b]	93.92±2.47[a]	60.43±1.27[c]	55.43±3.15[d]
250mg/mL	71.31±0.91[b]	85.46±1.21[a]	50.23±2.15[c]	47.85±2.37[d]
125mg/mL	49.83±2.06[b]	63.52±2.14[a]	38.54±1.58[c]	31.39±1.79[d]
67.5 mg/mL	41.47±1.54[b]	45.13±2.09[a]	26.03±2.12[c]	23.51±2.13[d]
VC 对照的抑制率为 96.81±0.11				

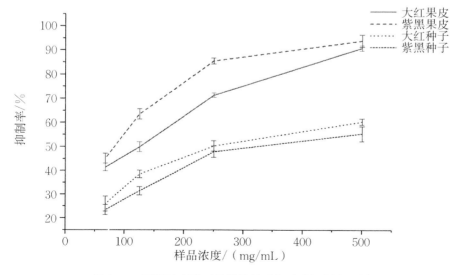

图 8 - 3　不同浓度的四种样品的酪氨酸酶抑制率（%）

四、黑老虎果皮种子 α-葡萄糖苷酶和 α-淀粉酶的抑制活性

2 种黑老虎不同部位醇提物在不同浓度下的 α-葡萄糖苷酶和 α-淀粉酶抑制率见图 8-4 和图 8-5。图 8-4 显示，大红果皮在 500 mg/mL，250 mg/mL，125 mg/mL 浓度下的 α-葡萄糖苷酶抑制率分别为（62.96±0.95）%，（43.47±1.37）%和（12.32±2.22）%；紫黑果皮在相应浓度下的 α-葡萄糖苷酶抑制率分别为（55.47±1.41）%，（35.74±2.03）%和（10.17±1.57）%；大红种子在相应浓度下的抑制率分别为（36.04±1.76）%，（24.39±1.39）%和（5.17±2.27）%；紫黑种子在相应浓度下的抑制率分别为（31.18±2.52）%，（19.58±2.37）%和（3.43±3.28）%。质量浓度为 5 mg/mL 的阿卡波糖溶液对于 0.2 U/mL 的 α-葡萄糖苷酶抑制率可达到（85.14±2.29）%。通过抑制率变化趋势发现，随着样品质量浓度降低，其抑制率也逐渐下降，进行 2 倍稀释后也具有一定的抑制作用，但进行 4 倍稀释后抑制率均小于 15%，抑制效果非常不明显，由此我们可以得出，黑老虎不同部位醇提物只有在较高浓度下才对 α-葡萄糖苷酶有较好的抑制效果。

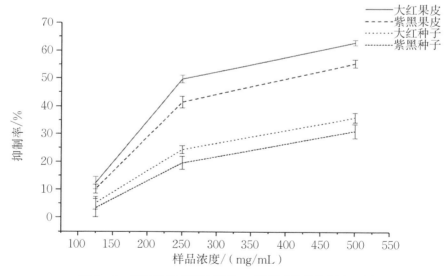

图 8-4　四种样品不同浓度的 α-葡萄糖苷酶抑制率（%）

同时，由图 8-5 可以得出，大红果皮在 500 mg/mL，250 mg/mL 和 125 mg/mL 浓度下的 α-淀粉酶抑制率分别为（71.68±1.25）%，（49.73±0.99）%和（13.56±2.16）%；紫黑果皮在相应浓度下的 α-淀粉酶抑制率分别为

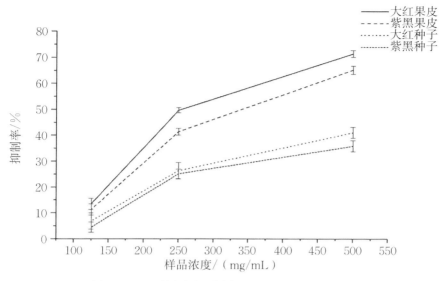

图 8-5　四种样品在不同浓度下对 α-淀粉酶抑制率

$(65.42\pm1.57)\%$，$(41.49\pm1.31)\%$ 和 $(11.37\pm2.21)\%$；大红种子在相应浓度下的抑制率分别为 $(41.32\pm2.14)\%$，$(25.39\pm3.17)\%$ 和 $(6.89\pm3.13)\%$；紫黑种子在相应浓度下的抑制率分别为 $(36.08\pm2.19)\%$，$(26.19\pm1.86)\%$ 和 $(4.51\pm1.93)\%$。质量浓度为 2 mg/mL 的阿卡波糖溶液对于 0.5 U/mL 的 α-淀粉酶的抑制率可高达 $(89.87\pm2.36)\%$。观察抑制率变化趋势发现，随着样品质量浓度降低，其抑制率也逐渐下降，2 倍稀释后也具有一定的抑制作用，但 4 倍稀释后抑制率同样小于 15%。结合图 8-4 和图 8-5 综合分析，阿卡波糖溶液对于 α-淀粉酶的抑制率明显高于对 α-葡萄糖苷酶的抑制率，此结论与文献的研究结果相同[63]，而且我们可以发现，大红果皮对这两种酶的抑制效果明显优于其他 3 种样品。综合实验结果发现：黑老虎果皮和种子醇提取物对 α-淀粉酶和 α-葡萄糖苷酶都有一定的抑制作用，这可能与其中含有多酚、黄酮等活性成分有关。这些醇提取物在不同质量浓度下对 α-淀粉酶和 α-葡萄糖苷酶的抑制率不同，随质量浓度下降而下降。然而浓度过大时，其对两种酶的抑制作用均不显著。由此表明黑老虎不同部位提取物有一定的降糖作用，但效果很一般，需改善提取方式，并且继续进行深入的研究。

第三节　小结与讨论

本实验以黑老虎果皮、种子作为试验材料，测定黑老虎不同部位的体外抑菌活性，抑制酪氨酸酶活性、抗氧化活性，抑制 α-葡萄糖苷酶和 α-淀粉酶的活性，并对较优的生物活性进行筛选研究。

一、对于四种样品的抑菌活性测定结果如下：大红果皮的提取物对鼠伤寒沙门氏菌和枯草杆菌的最低抑菌浓度均为 31.25 mg/mL；紫黑果皮的提取物 2 种菌的最低抑菌浓度分别为 62.50 mg/mL 和 31.25 mg/mL；大红种子的提取物对 2 种菌的最低抑菌浓度为 125 mg/mL 和 62.50 mg/mL；紫黑种子的提取物对 2 种菌的最低抑菌浓度均为 62.50 mg/mL。综合实验结果得出，大红果皮的抑菌效果最优，而紫黑种子相较于大红种子更优。同时我们可以得出，果皮的抑菌效果一般优于种子。黑老虎果皮和种子可以抑菌是由于其提取物的多酚可以破坏细菌的细胞膜结构而增加细胞通透性，达到阻止并预防微生物侵染的目的，从而具有抗菌活性。

二、对于酪氨酸酶的抑制也呈现了很好的效果：黑老虎大红和紫黑 2 个品种的同一部位的酪氨酸酶抑制率均会随样品浓度的递增而随之递增；且大红果皮的 IC_{50} 为 117.23 mg/mL，紫黑果皮为 90.27 mg/mL；大红种子为 248.57 mg/mL，紫黑种子为 310.64 mg/mL。综合分析可知：紫黑果皮对酪氨酸酶的抑制效果最佳；大红种子相对紫黑种子的抑制效果更优。黑老虎对酪氨酸酶的抑制率随着品种的不同，不同的部位和不同的浓度而变化，普遍表现为同一品种的不同部位的抑制率有明显差异，且果皮的抑制率明显优于种子。同时随着样品浓度的升高，相同品种同一部位的酪氨酸酶抑制率均呈上升趋势。造成这个结果的原因可能与不同品种的果皮种子中黄酮的含量的不同有关。

三、我们对不同品种黑老虎的不同部位多酚黄酮进行测定：大红果皮的多酚含量 [（0.95±0.02）mg GAE/g] 大于紫黑果皮的多酚含量 [（0.54±0.01）mg GAE/g]；大红种子的多酚含量 [（0.21±0.01）mg GAE/g] 小于紫黑种子的含量 [（0.33±0.04）mg GAE/g]。大红果皮的黄酮含量 [（0.93±0.04）mg CE/g] 小于紫黑果皮黄酮含量 [（1.61±0.02）mg CE/g]，大红种子的黄酮含量 [（0.88±0.02）mg CE/g] 大于紫黑种子黄酮含量 [（0.66±0.03）mg CE/g]。果皮的多酚含量远高于种子的多酚含量，而果皮中的黄酮含量与种子中的黄酮含量相当。上述结果说明，造成黑老虎的多酚含量有所差异的原因可能与黑老虎的品种及不同部位的特点以及成熟度等因素相关；造成黑老虎的黄酮含量有所差异的原因可能与品种有关。而且通过 DPPH，ABTS，FRAP 3 种不同机制的方法比较样品，我们可以得出：不同品种不同部位黑老虎中抗氧化活性值虽不相同，但很接近，故果皮抗氧化活性几乎和种子的抗氧化活性相当，且结果证明，通过乙醇提取不同黑老虎的不同部位的活性物质后，其活性成分的抗氧化活性较低。

四、四种样品对 α-葡萄糖苷酶的抑制和 α-淀粉酶的抑制情况如下：大红果皮在 500 mg/mL 浓度下的 α-葡萄糖苷酶抑制率为（62.96±0.95）%，紫黑果皮在相应浓度下的 α-葡萄糖苷酶抑制率为（55.47±1.41）%，大红种子和紫黑种子分别为（36.04±1.76）%和（31.18±2.52）%；而质量浓度为 5 mg/mL 的阿卡波糖溶液对于 0.2 U/mL 的 α-葡萄糖苷酶抑制率可达到（85.14±2.29）%。大红果皮在 500 mg/mL 浓度下的 α-淀粉酶抑制率为（71.68±1.25）%，紫黑果皮在相应浓度下的 α-淀粉酶抑制率为（65.42±1.57）%，大红种子和紫黑种子分别为（41.32±2.14）%和（36.08±2.19）%；而质量浓度为 2 mg/mL 的阿卡波糖溶液对于 0.5 U/mL 的 α-淀粉酶的抑制率可高达（89.87±2.36）%。可以发现，大红果皮对这两种酶的抑制效果优于其他 3 种样品，且阿卡波糖溶液对于 α-淀粉酶的抑制效果明显高于对 α-葡萄糖苷酶的抑制效果。黑老虎不同部位活性提取物对 α-淀粉酶和 α-葡萄糖苷酶都有一定的抑制作用，这可能是因为其醇提物中含有黄酮、多糖等活性成分。另外，黑老虎乙醇提取物不同质量浓度下对 α-淀粉酶和 α-葡萄糖苷酶的抑制率不同，且随质量浓度下降而下降。然而稀释浓度过大时，其对两种酶的抑制作用均不显著。由此表明黑老虎不同部位提取物有一定的降糖作用，但效果很一般。

通过文献数据统计和本实验中黑老虎的各生理活性的测定结果，我们综合分析了四种生理活性的情况后，可以得出：乙醇提取的不同品种黑老虎的不同部位的活性物质有较好的抑菌活性和酪氨酸酶的抑制活性；但其抗氧化活性及对 α-淀粉酶和 α-葡萄糖苷酶的抑制效果也不明显。因此，黑老虎具有较好的抗氧化活性，对于鼠伤寒沙门氏菌和酪氨酸酶，也有不错的抑制活性，而对于 α-淀粉酶和 α-葡萄糖苷酶，呈现较一般的抑制活性。

第九章　黑老虎茎、叶、花的生物活性研究

黑老虎是多年生常绿攀援木质藤本植物。叶常绿肥厚、单叶互生、长椭圆形；芽为单花芽和叶芽，雌雄同株、雌雄异花，雌蕊 40～60 个，苞片 3 枚，边缘玫瑰红，中部青绿色，初花期约为 4 月底至 5 月初。

黑老虎是苗、侗等少数民族千百年来沿用至今的一种珍贵药材。其药用部位多为根和果，有通气血之功效，对风湿病症、跌打损伤、肠胃疾病及妇科病有一定疗效。近年来，黑老虎植株化学成分木脂素类化合物及其多酚、黄酮类化合物逐渐成为人们的研究热点。这些物质具有很好的抗氧化效果，现代医学也认为在一定条件下这些物质具有抗炎、抗肿瘤、抗氧化、抗 HIV 以及保肝等作用。目前，多数研究集中在黑老虎根或黑老虎果实部位的研究应用，对其花、叶等部位的利用率低，相关报道鲜见。故此，为了综合利用其植株价值，本论文分别采用甲醇、乙醇、水三种溶剂通过超声提取方式处理黑老虎的花、叶、茎，并将得到各部位不同溶剂提取液测定其抗氧化活性成分及抗氧化活性能力，从而能够通过综合比较，提高黑老虎植物各部位的综合利用率，并对后续黑老虎的深入开发提供数据支撑。

第一节　材料与方法

一、材料预处理

样品来源于湖南通道侗族自治县。样品预处理，取若干黑老虎鲜花，置于 90 ℃ 热水漂烫 30～60 s，自然风干至无多余水分，备用；挑选已经自然风干的黑老虎嫩叶、嫩茎，同自然风干的黑老虎花一同置于 50 ℃ 恒温烘箱烘干。干燥后的花、叶、茎分别用高速多功能粉碎机粉碎，过 40 目筛后装入储存袋备用。

二、提取液的制备

参考相关文献提取活性成分的方法并加以修改，具体方法如下：

①黑老虎花、叶、茎甲醇提物：分别将 2 g 黑老虎花、叶、茎粉末装入 50 mL 离心管中，按料液比（g∶mL）1∶20 加入 40 mL 体积分数为 85％ 的甲

醇，超声功率 360 W，水浴温度 50 ℃条件下，处理 15 min，得到粗提液。

②黑老虎花、叶、茎乙醇提物：分别将 2 g 黑老虎花、叶、茎粉末装入 50 mL 离心管中，按料液比（g∶mL）1∶20 加入 40 mL 体积分数为 85％的乙醇，超声功率 360 W，水浴温度 50 ℃条件下，处理 15 min，得到粗提液。

③黑老虎花、叶、茎水提物：分别将 2 g 黑老虎花、叶、茎粉末装入 50 mL 离心管中，按料液比（g∶mL）1∶20 加入 40 mL 纯水，超声功率 360 W，水浴温度 50 ℃条件下，处理 15 min，得到粗提液。

上述粗提液自然冷却后，在 4000 r/min 条件下离心 10 min，再取上清液备用。

三、抗氧化活性成分的测定

（一）总木脂素含量的检测

参考文献方法测定木脂素含量[64]，其中木脂素含量被表示为每克干样品中五味子酯甲毫克数（mg SAE /g DW），具体步骤：标准曲线的绘制，精确称量五味子酯甲标准品 0.0051 g 于小烧杯溶解，后转移至 10 mL 容量瓶用甲醇定容至刻度，得到五味子酯甲标准溶液。取 7 个试管并依次标序，1～6 号管依次加入 0.160 mL、0.320 mL、0.480 mL、0.640 mL、0.800 mL、0.6 mL、0.7 mL 五味子酯甲标准溶液，7 号管加入 480 μL 甲醇。然后每支试管均加入 1000 μL 10％变色酸澄清水溶液和 6 mL 浓 H_2SO_4。最后 1～7 号管分别加入 2840 μL、2680 μL、2520 μL、2360 μL、2200 μL、2520 μL、纯水，沸水浴 30 min。上述 7 号管均为空白，流水迅速冷却试管，在 571 nm 波长处测定吸光度，以五味子酯甲含量为横坐标，以吸光度为纵坐标绘制标准曲线；样品含量测定：准确吸取 480 μL 的各待测样液，重复上述操作，平行测定 3 次，记录相应数据并计算含量。

（二）总多酚含量的检测

按照福林-酚试剂比色法测定多酚含量，并加以改进。取 1 mL 稀释到一定浓度的样品于 25 mL 试管中，加入蒸馏水至 23 mL，再分别加入 500 μL 的福林-酚试剂和 300 μL 的 10％碳酸钠溶液，摇匀后，在室温静置 30 min，然后在 760 nm 处测定吸光值，以没食子酸为标样制作标准曲线，结果以每克干样品中毫克没食子酸当量表示（mg GAE/g DW）。

（三）总黄酮含量的检测

总黄酮的测定采用三氯化铝比色法，取 250 μL 样品稀释液和 2710 μL 的 30％乙醇溶液于试管中，再加入 120 μL 的 0.5 mol/L 亚硝酸钠溶液混匀，静置 5 分钟后，再加入 120 μL 10％氯化铝溶液，混匀后再放置 5 min，之后，再加入

800 μL 的 1 mol/L 氢氧化钠溶液，振荡混匀后，在 510 nm 波长处测其吸光度。以儿茶素作标样制作标准曲线，结果以每克干样品中毫克儿茶素当量表示（mg CE/g DW）。

四、抗氧化活性能力测定

（一）DPPH 法测定抗氧化活性

DPPH 自由基清除能力的测定参考文献[40]研究方法并略做改变。先配制浓度为 0.094 mmol/L DPPH 工作液，再取 0.3 mL 样品与 1.9 mL DPPH 溶液混合均匀，避光静置反应 30 min 后在 517 nm 下测定其吸光度，以水溶性维生素 E（Trolox）为标样制作甲醇溶液标准曲线，参照上述步骤测定样品的吸光值并计算其抗氧化能力，抗氧化能力均采用每克干样品中 Trolox 当量表示（μmol TE/g DW）。

（二）FRAP 法测定抗氧化活性

铁离子还原能力的测定参考文献[41]的研究方法并稍微修改。将醋酸缓冲液、40 mmol/L HCl 溶液配制成的 10 mmol/L TPTZ 和 20 mmol/L FeCl$_3$ 溶液，按体积比 10∶1∶1 的比例混合均匀后，即制成 FRAP 试剂，于 37 ℃水浴下备用。取 0.9 mL 样品，再加上 2.7 mL 的 FRAP 试剂和 270 μL 的去离子水，混合均匀在 37 ℃下反应 30 min，然后于 595 nm 下测其吸光值。以 Trolox 为标样制作甲醇溶液标准曲线。参照上述步骤测定样品的吸光值并计算其抗氧化能力，抗氧化能力均采用每克干样品中 Trolox 当量表示（μmol TE/g DW）。

（三）ABTS 法测定抗氧化活性

ABTS 自由基清除能力的测定参考文献[42]的研究方法并稍做改变。配制 ABTS 溶液浓度为 7.4 mmol/L，配制过硫酸钾溶液 2.45 mmol/L，将两者等量混合均匀，在黑暗中放置 12～16 h 形成 ABTS 储备液，在测定前用无水乙醇稀释为 734 nm 波长处吸光度为 0.68～0.72 的 ABTS 工作液。取 1 mL 样品稀释液，加入 4 mL ABTS 工作液，于 30 ℃避光反应 6 min 后，于 734 nm 波长处测定吸光值。以 Trolox 为标样制作甲醇溶液标准曲线。参照上述步骤测定样品的吸光值并计算其抗氧化能力，抗氧化能力均采用每克干样品中 Trolox 当量表示（μmol TE/g DW）。

五、统计分析

上述实验数据结果表示为平均值±标准偏差（SD）。采用 SPSS 软件进行单因素方差分析，相关性的检测采用 Spearman 相关系数进行表示。数据处理后，采用 Origin 软件汇总，并绘制标准曲线图表和柱状图表。

第二节 结果与分析

一、抗氧化活性成分的含量

（一）黑老虎叶、茎、花不同溶剂提取物总木脂素含量的比较

黑老虎叶、茎、花的不同提取液总木脂素含量测定结果如图 9－1 所示。其中，叶部位的乙醇提取液总木脂素含量最多，达到（48.8 ±1.1）mg SAE/g DW，其次是叶部位的甲醇提取液，含量达（47.1 ±1.0）mg SAE/g DW，略低于叶部位乙醇提取液的总木脂素含量；花部位水提物总木脂素含量最少，仅为（15.4±1.4）mg SAE/g DW。其次是茎与叶的水醇提取液，总木脂素含量分别为（19.4±1.3）mg SAE/g DW 和（18.0±1.3）mg SAE/g DW，两者木脂素含量差异不大。对于同一提取液来说，除了水提取物以外，可发现醇提物三种部位的总木脂素含量由高到低顺序为叶部位最高，茎部位次之，花部位最低；就同一部位比较来说，数据呈现乙醇提取液总木脂素含量最高，甲醇提取液总木脂素含量次之，水提取液总木脂素含量最低的趋势。这可能是因为木脂素类化合物易溶于乙醇，而甲醇和水的极性高，只能浸出溶于甲醇或水的抗氧化物质，对于不溶于水以及极性低的抗氧化物质无法溶出，从而导致同一部位存在其乙醇提取物抗氧化活性物质的含量大于甲醇提取物和水提取物中抗氧化活性物质的含量。

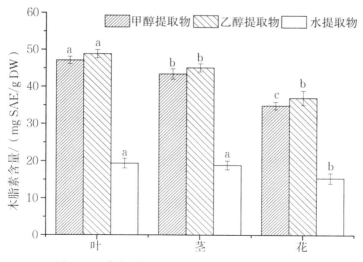

图 9－1 各部位不同提取液测定木脂素含量结果

（二）黑老虎叶、茎、花不同溶剂提取物总多酚含量的比较

黑老虎叶、茎、花的不同提取液总多酚含量测定如图 9-2 所示。其中，叶部位的乙醇提取液总酚含量最多，达（108.9±2.8）mg GAE/g DW，其次是叶部位的甲醇提取液，含量达（105.5±4.3）mg GAE/g DW，略低于叶部位乙醇提取液的多酚含量；花部位水提物总酚含量最少，仅为（16.5±0.7）mg GAE/g DW，不到叶部位乙醇提取物含量的 1/5。其次是花部位甲醇提取液，多酚含量为（24.7±1.1）mg GAE/g DW，略高于花部位水提取物含量。

就同一部位而言，均呈现乙醇提取液总酚酸含量最高，甲醇提取液测定的总酚酸含量次之，水提取液测定的总酚酸含量最低，其原因可能与多酚类化合物的极性有关。推测多酚类化合物易溶于乙醇，由于甲醇和水极性高于乙醇，故对于不溶于水和甲醇以及极性低的抗氧化物质无法溶出，从而导致同一部位乙醇提取液测定的含量＞甲醇提取液测定的含量＞水提取液测定的含量。

就同一提取液而言，我们可发现趋势均呈现叶部位含量大于茎部位含量，茎部位含量大于花部位含量，且差异显著。推测原因可能与叶部位选材有关，本实验选取黑老虎嫩叶进行研究，嫩叶中可能富含有较多的抗氧化活性成分，故此测出的叶部位总酚酸含量相对较多。

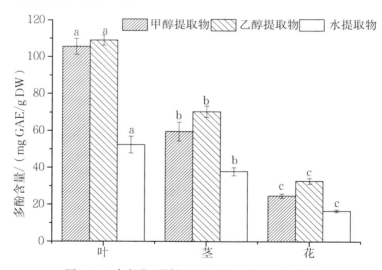

图 9-2　各部位不同提取液测定总多酚含量结果

（三）黑老虎叶、茎、花不同溶剂提取物总黄酮含量比较

黑老虎叶、茎、花的不同提取液总黄酮测定含量如图 9-3 所示。其中，叶部位的乙醇提取液总黄酮含量最多，达（496.5±26.6）mg CE/g DW，其次是叶部位的甲醇提取液，含量达（487.2±13.1）mg CE/g DW，与叶部位乙醇提

取液总黄酮含量测定结果极为相近；花部位水提物黄酮含量最少，为（135.3±8.6）mg CE/g DW，其次是茎部位水提物，其黄酮含量为（143.1±9.2）mg CE /g DW，两者黄酮含量无显著性差异。就同一部位而言，可发现均呈现这样一种趋势：乙醇提取液测定的总黄酮含量＞甲醇提取液测定含量＞水提取液测定含量。其中叶、茎两部位的醇提取物测定黄酮含量相近，均明显高出对应部位水提物的多酚测定结果，差值最高可达 62.4 mg CE/g DW。就同一提取液而言，可发现叶、花、茎的黄酮含量大致呈降低趋势。其中，甲醇提取物与乙醇提取物各部位黄酮测定结果变化趋势较为明显，存在显著性差异。而水提取液的茎部位与花部位差异不显著。推测其原因与水溶剂的极性相关，由于水溶剂的极性高，花、茎部位可溶解于水中的黄酮类化合物含量较少；另外还可能是黑老虎不同部位黄酮类化合物含量不均的原因，推测茎中可能大部分存在的是纤维素类物质，而花中多储藏营养物质。上述两个原因共同影响，从而导致茎、花部位水提物总黄酮含量差异不显著。

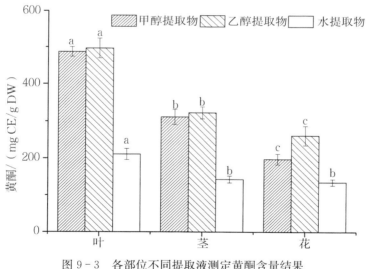

图 9-3　各部位不同提取液测定黄酮含量结果

二、抗氧化活性测定结果

（一）DPPH 自由基清除能力

DPPH 法测定黑老虎各部位不同提取物的结果如图 9-4 所示。其中，叶部位乙醇提取液的抗氧化活性能力最高，达（205.3±13.7）μmol TE/g DW；花部位水提物抗氧化活性能力最弱，仅为（33.9±1.8）μmol TE/g DW。就同一提取液而言，可发现各部位抗氧化活性呈这样一种趋势：叶部位抗氧化活性最高，茎部位抗氧化活性次之，花部位抗氧化活性最低，且各部位抗氧化活性差异显著。推测原因可能是叶部位中富含更多的抗氧化活性物质；就同一部位而言，可发现不同提取液抗氧化活性呈现出乙醇提取液的抗氧化活性最高，而甲醇提取液抗氧化活性次之，水提取液抗氧化活性最低，其中乙醇提取物的抗氧化活性最大可以是水提取物抗氧化活性的 2 倍。其原因可能与 3 种浸提液溶解抗氧化活性物质的能力有关。由于甲醇和水的高极性，只能浸出溶于甲醇或水的抗氧化物质，使得多数抗氧化活性物质更易溶于乙醇，从而导致同一部位乙醇提取液抗氧化能力强于甲醇提取液抗氧化能力和水提取液抗氧化能力。

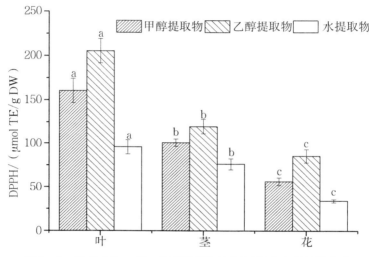

图 9-4　黑老虎叶，茎，花不同提取液 DPPH 自由基清除能力

(二) FRAP 法评价抗氧化活性

FRAP 法测定黑老虎各部位不同提取物的结果如图 9-5 所示。其中，叶部位的乙醇提取液的抗氧化活性能力最强，达（421.4±23.4）μmol TE/g DW，其次是叶部位的甲醇提取液，抗氧化活性达（390.1±23.4）μmol TE/g DW；花部位水提物抗氧化活性能力最弱，仅为（117.8±5.9）μmol TE/g DW。就同一部位而言，不同提取液间的关系呈现出乙醇提取液的抗氧化活性大于甲醇提取液抗氧化活性和水提取液抗氧化活性的趋势。原因可能是在甲醇、乙醇和水溶剂中，乙醇的极性最低，不仅可以浸出与乙醇极性相似的抗氧化物质，同时也可浸出溶于较高极性的抗氧化物质，使得多数抗氧化活性物质更易溶于乙醇，从而导致同一部位存在其乙醇提取物抗氧化活性最高，甲醇提取物抗氧化活性次之，水提取物抗氧化活性最低；就同一提取液而言，可发现各部位抗氧化活性呈现出叶最高，茎次之，花最低，且各部位间抗氧化活性差异显著。推测原因可能是实验

选材时叶部位择取嫩叶。而花部位的采摘则是在4月至5月份，正值花期，多数营养物质聚集于花部位。另外，茎多是运输营养物质的部位，大部分由纤维素构成，因此，抗氧化物质也不会太多。

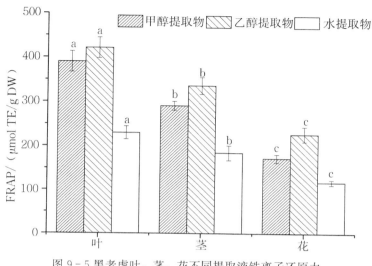

图9-5 黑老虎叶，茎，花不同提取液铁离子还原力

（三）ABTS自由基清除能力

ABTS法测定黑老虎各部位不同提取物的结果如图9-6所示。其中，叶部位的乙醇提取液的抗氧化活性能力最高，达（390.9±23.7）μmol TE/g DW，其次是叶部位的甲醇提取液，抗氧化活性达（338.6±16.8）μmol TE/g DW；花部位水提物抗氧化活性能力最弱，仅为（58.7±3.6）μmol Trolox/g。就同一部位而言，图表呈现乙醇提取物的抗氧化活性最高，甲醇提取物的抗氧化活性次之，水提取物的抗氧化活性最低的趋势。推测原因为乙醇能溶解更多的抗氧化物质，而水和乙醇由于极性相对较高，无法溶解极性与乙醇相似的极性较低的抗氧化物质，从而会有同一部位的乙醇提取物抗氧化活性最高，甲醇提取物抗氧化活性次之，水提取物抗氧化活性最低的结果；就同一提取液而言，除水提取液外，可发现各部位的抗氧化活性大致呈现叶最高，茎次之，花最低的趋势，且各部位间有显著性差异。其中，叶部位的水提取液与茎部位水提取液两者间无显著性差异，但均高于花部位水提取液抗氧化活性。原因可能与鲜花经过漂烫后将花瓣摊开自然风干一段时间有关，这一操作可能导致抗氧化物质被氧化从而失去活性，以至于后续测定结果呈现出花部位的抗氧化活性较差。

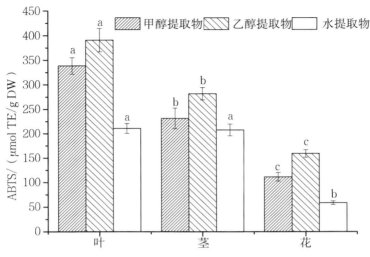

图 9 - 6　各部位不同提取液 ABTS 自由基清除能力

三、相关性分析

　　各抗氧化物质与抗氧化活性的相关性分析如表 9 - 1 所示。Pearson 相关性分析表明，抗氧化活性物质的含量与抗氧化活性之间有极显著的相关性（ P＜0.01）。总多酚、总黄酮含量与抗氧化活性呈强相关（0.931 ＜r＜ 0.968，P＜0.01），其中总酚酸含量与 ABTS 之间存在最强的相关性（r＝0.968）。另外，总酚酸与总黄酮之间也存在着强相关性（r＝0.870，P＜0.01），这说明黄酮类化合物对总酚酸含量贡献大，体现了两者间的从属关系。

表 9 - 1 样品中的总木脂素、总酚酸、总黄酮含量与 DPPH、铁还原能力的相关性分析

	总木脂素	总酚酸	总黄酮	DPPH・	FRAP	ABTS
总木脂素	1.000	0.673**	0.855**	0.733**	0.774**	0.662**
总多酚		1.000	0.870**	0.955**	0.938**	0.968**
总黄酮			1.000	0.904**	0.924**	0.831**
DPPH				1.000	0.960**	0.952**
FRAP					1.000	0.919**
ABTS						1.000

　　注：** 表示相关性在 0.01 水平显著。

第三节　小结与讨论

木脂素类化合物是黑老虎中常见的化学成分之一。木脂素类化合物具有清除体内自由基及抗氧化功效。黑老虎分离并鉴定的联苯环辛二烯型木脂素类化合物成分就多达 49 个，由此可见黑老虎是一个潜在天然抗氧化物质来源。同时，科研人员研究还发现，不同地域的黑老虎总木脂素含量存在差异，同一产地黑老虎的不同部位总木脂素含量也不同。据相关报道，黑老虎中提取的木脂素具有多种作用：其中某些木脂素类化合物对于 HIV-1 的反转录具有一定抑制作用，表现出抗 HIV-1 活动作用；还有某些化合物还能显著抑制细胞 NO 的产生，从而推测其具有一定抗炎作用。

本论文主要研究了黑老虎各部位的不同提取液的部分抗氧化活性物质含量，并评价各部位不同提取液之间的抗氧化活性的差异。黑老虎各部位的不同提取液中，叶部位乙醇提取液测定出的木脂素、多酚及其黄酮类化合物含量最高，分别达到（48.8±1.1）mg SAE/g DW、（108.9±2.8）mg GAE/g DW 和（496.5±26.6）mg CE/g DW。而花部位的水提取液测定出的木脂素、多酚及其黄酮类化合物含量最低，仅为（15.4±1.4）mg SAE/g DW、（16.5±0.7）mg GAE/g DW、（135.3±8.6）mg CE /g DW，分别是叶部位乙醇提取液测定出的木脂素、多酚及其黄酮类化合物含量的 33%、17%、33% 倍。就同一部位不同溶剂提取物之间的抗氧化活性物质含量而言，都存在相同的趋势：乙醇提取物最高，甲醇提取物次之，水提取物最低。原因可能与各提取液之间的极性有关。

用 DPPH、FRAP 以及 ABTS 法测定黑老虎各部位不同提取液抗氧化活性，其三者结果一致显示叶部位乙醇提取液的抗氧化活性最强，分别达（205.3±13.7）μmol TE/g DW、（421.4±23.4）μmol TE/g DW 和（390.9±23.7）μmol TE/g DW。而花部位的水提取物的抗氧化活性最低，为（33.9±1.8）μmol TE/g DW，（117.8±5.9）μmol Trolox/gDW 和（58.7±3.6）μmol Trolox/gDW，其抗氧化能力分别是叶部位乙醇提取液的 17%、33%、17% 倍。

通过 Pearson 相关性分析可知，抗氧化活性物质的含量与抗氧化活性之间存在极显著的相关性（P<0.01）。故存在抗氧化活性物质含量越高，其体外抗氧化能力效果越好的现象。另外，总酚酸与总黄酮之间也存在着强相关性（r = 0.870，P<0.01），说明黄酮类化合物对总酚酸含量贡献大，体现了二者间的从属关系。从天然植物中寻找副作用弱、效果好的抗氧化剂是现代研究趋势。测定物质是否具备抗氧化剂开发潜能，体外化学评价法是目前国内外常见且成熟的研究手段。研究者可进一步开发利用黑老虎这一宝贵天然资源的抗氧化活性，从而

获得具有良好效果的抗氧化剂，逐步取代具有一定毒性、致畸性、致癌性的人合成抗氧化剂。但是主要研究集中于其果实及根部的抗氧化活性，其中研究其根部的抗氧化活性物质和药用活性成分报道数量较多，少数涉及叶与花的抗氧化活性研究，导致黑老虎植株的综合利用率较低，对后续黑老虎植株的整体综合开发利用较为不利。因此本论文对黑老虎植株的花、叶、茎三种部位进行抗氧化物质的提取，并评价其抗氧化活性能力，期望为黑老虎的开发提供数据支撑。

天然抗氧化活性物质一直是现代人关注的重点。从植物中提取的天然活性产物相较于人工合成的抗氧化物质具有安全性的优势，也更加符合现代人们天然绿色的发展观念。黑老虎作为一种药食两用的天然植物，不仅富含多种营养物质，并且具有极其丰富的抗氧化活性物质，有极高的开发利用价值。现阶段，对于黑老虎根、茎、果中的抗氧化活性物质及营养物质的研究十分热门。对黑老虎果的毒性进行研究结果表明，其果实属于无毒级，同时还具有降低血液中胆固醇的功效，值得对其进行天然活性物质提取和产品开发。但是，目前对于黑老虎的开发情况不太乐观，可能是对于黑老虎植株的全方位研究数据资料不充足。多数研究内容多关注于其果实及根茎部位的化学成分及其抗氧化活性，而关于花、叶的相关研究较为鲜见。故此，本实验利用超声波浸热提法，分别将获得的黑老虎鲜花、嫩茎、嫩叶三个部位粉末用甲醇、乙醇以及水进行提取；先对得到的各不同溶剂提液测定其总多酚、总黄酮、总木脂素物质的含量，再用 DPPH 法、FRAP 法、ABTS 法三种不同的抗氧化活性测定方法对其进行抗氧化活性的评价，并对比其各部位抗氧化活性成分与抗氧化活性的相关性系数，以期得出黑老虎的花、茎、叶之间的抗氧化活性及其关系，从而提高黑老虎植株的整体利用率，为黑老虎的进一步开发提供理论基础。

第十章 黑老虎酵素加工工艺研究

酵素食品是通过酵母菌、乳酸菌及醋酸菌等多种有益菌发酵新鲜水果、蔬菜、食用真菌、中草药等原料而产生的功能性发酵产品。酵素富含酚类、黄酮类、有机酸类、酶类（脂肪酶、淀粉酶、蛋白酶、SOD 等）以及多糖类等多种对人体有积极作用的成分。它们具有抗氧化、润肠通便、减脂修身、抗菌消炎、解酒护肝等作用。酵素食品的发酵过程通过生物转化或代谢，改善了发酵原材料的一些不良风味，还产生了一些新的活性成分，起到改善酵素食品的风味、口感及功效的作用。利用这些果蔬制作的酵素可以代替原有的水果保鲜防腐剂，减缓水果腐烂速度，确保人体健康，同时还起到高效率利用果蔬果实的作用，从而最大限度地发挥果蔬各个组织部位的价值。

本章通过考察黑老虎酵素发酵的因素如菌粉配方、果皮汁添加量、白砂糖量和菌粉添加量进行单因素实验，再根据单因素实验，从各个影响酵素发酵的因素中选取三个最佳水平样本进行四因素三水平的正交实验，从而得出一个综合最佳配方；保持酵素活性成分多酚和花青素含量及其 DPPH 自由基清除能力和铁离子还原能力处于优良状态；对各配方的酵素进行感官评价，以组织状态、色泽、气味、口感以及喜爱度来作为评价的主要指标；测定酵素中菌落总数与乳酸菌数量。

第一节 材料与方法

一、黑老虎酵素工艺流程

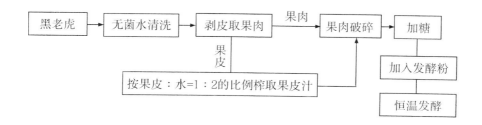

二、黑老虎样品预处理

将黑老虎果肉、果皮与果籽分离。果肉用破碎机搅打成均匀果昔状，果皮与蒸馏水按照 50g：100 mL 的比例混合榨汁后用纱布过滤果皮汁。按照相应的配方添加相应量的果肉、果皮汁、水、菌粉、糖。添加完成后将待发酵的酵素放入相应温度的恒温培养箱发酵一定时间，在发酵过程中要对酵素进行摇匀使其发酵充分。

三、黑老虎酵素基本性质测定

（一）酵素糖度测定

使用手持糖度计测量酵素产品的糖度：首先在折光棱镜上滴加几滴蒸馏水，使蒸馏水完全覆盖棱镜面且不留气泡，然后盖上盖板，从目镜观察，使零刻度线与蓝白界线重合。以上述相同的方法滴加待测样品在折光棱镜上，从目镜读出刻度值即为待测样品的糖度。

（二）酵素 pH 值测定

使用 pH 计测量样品 pH：在测定前分别先后使用 pH7.00 与 pH4.01 的校准液对 pH 计进行定位与调节斜率。后将探针感应头完全浸入待测样液中等待读数稳定时读取数据，每次测定前后均要使用蒸馏水反复冲洗干净探头并使用清洁的纸巾吸附干净水分。

（三）黑老虎酵素活性物质测定

1. 多酚含量的测定

按照福林-酚试剂比色法测定多酚含量，并加以改进。取 1 mL 稀释到一定浓度的样品于 25 mL 试管中，加入蒸馏水至 23 mL，再分别加入 500 μL 的福林-酚试剂和 300 μL 的 10%碳酸钠溶液，摇匀后在室温静置 30 min，然后在 760 nm 处测定吸光值，以没食子酸为标样制作标准曲线，结果以每毫升样品中毫克没食子酸当量表示（mg GAE/mL）。

2. 花色苷含量的测定

花色苷含量的测定采用 pH 示差法。具体方法为：取 1 mL 提取液分别用 pH 1.0 的氯化钾缓冲液和 pH 4.5 的乙酸钠缓冲液定容到 50 mL，混匀后室温下放置 70 min，采用 pH 示差法（pH＝1.0 和 pH＝4.5）在 520 nm 和700 nm处测定溶液的吸光值，用蒸馏水空白调零。花色苷含量通过下面方程进行计算，结果以每克鲜样品中矢车菊素-3-葡萄糖苷表示（mgCYE/g）。

总花色苷（mg/L）＝A×MW×DF×1000/（ε×1） 式（10-1）

式中：A＝（$A_{520\,nm}$－$A_{700\,nm}$）$_{pH\,1.0}$－（$A_{520\,nm}$－$A_{700\,nm}$）$_{pH\,4.5}$；

MW：矢车菊素-3-葡萄糖苷的相对分子量，449.2 g/mol；

DF：稀释因子；

ε：矢车菊素-3-葡萄糖苷的摩尔消光系数，26900 L/mol/cm；

1000：由 g 转换成 mg 的转换系数。

（四）黑老虎酵素抗氧化能力的测定

1. DPPH 自由基清除能力的测定

DPPH 自由基清除能力的测定参考文献[40]研究方法并略作改变。先配制浓度为 0.094 mmol/L DPPH 工作液，再取 0.3 mL 样品与 1.9 mL DPPH 溶液混合均匀，避光静置反应 30 min 后在 517 nm 波长下测定其吸光度，以水溶性维生素 E（Trolox）为标样制作甲醇溶液标准曲线，参照上述步骤测定样品的吸光值并计算其抗氧化能力，抗氧化能力均采用每克鲜样品中 Trolox 当量表示（μmol TE/mL）。

2. FRAP 法测定抗氧化能力

铁离子还原能力的测定参考文献[41]的研究方法并稍微修改。将醋酸缓冲液、40 mmol/L HCl 溶液配制成的 10 mmol/L TPTZ 和 20 mmol/L $FeCl_3$ 溶液，按体积比 10：1：1 的比例混合均匀后，即制成 FRAP 试剂，于 37 ℃水浴下备用。取 0.9 mL 样品，再加上 2.7 mL 的 FRAP 试剂和 270 μL 的去离子水，混合均匀后，在 37 ℃温度下反应 30 min，然后于波长 595 nm 下测定其吸光值。以 Trolox 为标样制作甲醇溶液标准曲线。参照上述步骤测定样品的吸光值并计算其抗氧化能力，抗氧化能力均采用每克干样品中 Trolox 当量表示（μmol TE/mL）。

3. ABTS 自由基清除能力的测定

参考文献[42]的方法测定酵素的 ABTS 抗氧化能力，具体方法为：将 7.4 mmol/L 的 ABTS 原液，与 2.45 mmol/L 过硫酸钾 1：1 等体积混合，混合液放在黑暗中静置 12～16 小时，ABTS 原液用无水乙醇稀释一定倍数使得稀释液在 734 nm 处的吸光度为 0.70±0.02，得到 ABTS radical solution。将不同浓度的 Trolox（水溶性维生素 E）标准液（0 μmol/L，4 μmol/L，8 μmol/L，10 μmol/L，12 μmol/L，14 μmol/L，16 μmol/L）各吸取 1 mL 后加入 4 mL 的 ABTS radical solution 溶液，混合均匀后在 30 ℃环境中静置 6 min，后于波长 734 nm 处测定各标样的吸光值，空白对照是无水乙醇。以 Trolox 浓度 C（x）对吸光值 A（y）作曲线得到方程。按相同的方法吸取 1 mL 的稀释样品加入 4 mL 的 ABTS 自由基溶液，测定样品提取液的吸光值，并计算其抗氧化能力。

ABTS 抗氧化能力用每克干样品中 Trolox 当量表示（μmol TE/mL）。

（五）黑老虎酵素乳酸菌的测定

1. 酵素的菌落总数

查阅相关行业标准 T/CBFIA 08001—2016《酵素产品分类导则》，菌落总数依据 GB 4789.2 描述的方法进行检验[106]：

（1）制样：使用无菌吸管吸取 25 mL 的待测样品后与 225 mL 磷酸盐缓冲液或生理盐水混合，将混合样液摇匀，制成稀释 10 倍的样品匀液。

（2）稀释：用无菌吸管吸取上述稀释 10 倍的样品匀液 1 mL，加入到有 9 mL 稀释液的无菌试管中，换用一支全新的无菌吸管反复吹打混合样液使其均匀混合，制成稀释 100 倍的样品匀液。反复按照上述方法稀释成一系列浓度梯度，每稀释一次均要换一支新的无菌吸管。

（3）接种：根据对样品浓度的估计，选择 2～3 个适宜稀释度的样品匀液，吸取 1 mL 稀释样品于灭过菌的平皿内，每个稀释度做两个平行以消除误差。同时，吸取 1 mL 空白稀释液加入培养皿作空白对照。及时将 15～20 mL 冷却至（46±1）℃的 PCA 培养基倾注入培养皿，缓慢转动培养皿使其混合均匀。

（4）培养：待琼脂凝固后，将平板翻转，放入（36±1）℃的恒温培养箱中，培养（48±2）h。

（5）计数：在培养完成后进行菌落计数。

2. 酵素的乳酸菌数

查阅相关行业标准 T/CBFIA 08001—2016《酵素产品分类导则》，按照 GB/T 4789.35 指定的方法[107]进行乳酸菌数量的检验：

四、黑老虎酵素单因素实验

（一）酵素发酵粉配方预实验

取 50 g 黑老虎果肉，以果肉：水＝1：1 的比例加入 50 mL 水，再以果肉：白砂糖＝10：3 的比例加入 15 g 白砂糖，最后以果肉：菌粉＝500：1 的比例加入总量为 0.1 g 的菌粉（以上比例为参考多种品牌发酵菌粉的推荐添加比例）。其中菌粉配方均不同，本研究将前述购买的 3 种品牌菌粉或单种品牌菌粉单独加入发酵，或将两种及以上菌粉按相等比例添加共同发酵。

分别按 0.1 g A 菌、0.1 g B 菌、0.1 g C 菌、0.05 g A 菌＋0.05 g B 菌、0.05 g A 菌＋0.05 g B 菌、0.05 g B 菌＋0.05 g C 菌、0.033 g a 菌＋0.033 g B 菌＋0.034 g C 菌的菌粉配方加入菌粉，将配制好的酵素放入 30 ℃恒温培养箱中，培养 72 h。发酵完成后，测定各配方酵素的糖度、pH、多酚含量及 DPPH

抗氧化活性，并进行感官评价。

（二）果皮汁添加量对酵素品质的影响

取 50 g 黑老虎果肉，以果肉∶白砂糖＝10∶3 的比例加入 15 g 白砂糖，再以果肉∶菌粉＝500∶1 的比例加入总量为 0.1 g 的菌粉（菌粉根据上一次菌粉配方实验而得出），最后以果肉∶液体＝1∶1 的比例加入总体积为 50 mL 的一定比例的果皮汁和蒸馏水。其中果皮汁与水的比例有所差异。

分别按 10 mL 果皮汁＋40 mL 水、20 mL 果皮汁＋30 mL 水、30 mL 果皮汁＋20 mL 水、40 mL 果皮汁＋10 mL 水、50 mL 果皮汁＋0 mL 水的果皮汁添加量加入一定体积的果皮汁，将配制好的酵素放入 30 ℃ 恒温培养箱中，培养 72 h。发酵完成后，测定各配方酵素的糖度、pH、多酚含量及 DPPH 抗氧化活性，并进行感官评价。

（三）白砂糖添加量对酵素品质的影响

取 50 g 黑老虎果肉，依据上一次果皮汁的单因素实验结果加入一定配方、一定质量的发酵菌粉，以及相应体积的果皮汁和蒸馏水。改变果肉与白砂糖的质量比，研究白砂糖添加量与酵素发酵的关系。

分别按 6 g、9 g、12 g、15 g、18 g 的白砂糖添加量加入一定质量的白砂糖，将配制好的酵素放入 30 ℃ 恒温培养箱中，培养 72 h。发酵完成后，测定各配方酵素的糖度、pH、多酚含量及 DPPH 抗氧化活性，并进行感官评价。

（四）发酵菌粉添加量对酵素品质的影响

取 50 g 黑老虎果肉，依据前两次的单因素实验结果加入一定配方的发酵菌粉、相应体积的果皮汁和蒸馏水以及相应的糖量。改变菌粉的添加量，研究菌粉添加量对酵素发酵的影响。

分别按 0.06 g、0.08 g、0.10 g、0.12 g、0.14 g 的发酵菌粉添加量加入一定质量的菌粉，将配制好的酵素放入 30 ℃ 恒温培养箱中，培养 72 h。发酵完成后，测定各配方酵素的糖度、pH、多酚含量及 DPPH 抗氧化活性，并进行感官评价。

（五）发酵时长对酵素品质的影响

取 50 g 黑老虎果肉，依据前三次的单因素实验结果加入一定配方和一定质量的发酵菌粉、相应体积的果皮汁和蒸馏水以及相应的糖量。将配制好的酵素放入 30 ℃ 恒温培养箱中，分别培养 24 h、48 h、72 h、96 h、120 h。发酵完成后，测定各配方酵素的糖度、pH、多酚含量及 DPPH 抗氧化活性，并进行感官评价。

五、黑老虎酵素正交试验

在上述果皮汁添加量（A）、白砂糖添加量（B）、菌粉添加量（C）以及发酵时长（D）的 4 个单因素实验的基础上，分别从这 4 个因素中各选取 3 个最佳水平样本，用 $L_9(3^4)$ 正交试验表进行正交试验。以活性物质多酚的含量（20%）、花青素含量（20%）、DPPH 抗氧化能力（20%）与感官评价（40%）为综合考察指标，从而得出黑老虎酵素的最佳工艺配方。

表 10 - 1　　　　　　　　　　　正交实验因素水平表

水平	A 果皮汁添加量/mL	B 白砂糖添加量/g	C 菌粉添加量/g	D 发酵时长/h
1	10	12	0.06	72
2	40	15	0.08	96
3	50	18	0.12	120

六、黑老虎酵素感官评分标准

表 10 - 2　　　　　　　　　　黑老虎酵素感官评分标准

项目	差（0—10 分）	中（10—15 分）	好（15—20 分）
组织状态	质地不均匀，有许多大结块沉淀，有大量白色气泡，整体很不稳定。	质地较均匀，有少量小块沉淀，有少量气泡。	质地均一，几乎没有结块沉淀，几乎没有气泡，整体稳定。
色泽	深棕色，有明显褐变。	黄粉棕色，有轻微褐变。	粉色，几乎无褐变。
气味	无果香味，有酸臭味以及刺鼻不愉快气味。	酸味扑鼻，果香味很淡。	有清爽果香味，和发酵正常酸气味。
口感	不细腻，有刺嗓子的感觉，难吞咽。	较细腻，仍有颗粒感，可吞咽。	细腻，果肉和液体均匀柔滑，很好吞咽。
喜爱度	不喜欢	较一般	非常喜欢

根据表 10 - 1 设计的 $L_9(3^4)$ 正交试验表得到 9 种配方不同的产品，由 10 人组成的感官评价小组对其进行感官评价，按照表 10 - 2 的评分标准对各产品进行打分，最后得到的分数作为综合评定的重要指标之一。

第二节 结果与分析

一、单因素实验结果分析

（一）不同菌粉配方下酵素的品质

取发酵完成的酵素原液 30 mL 于离心管中，在 5000 r/min 的条件下离心 15 min 后，取上清液并适当稀释，然后进行后续的相关指标的测定。结果见图 10-1：

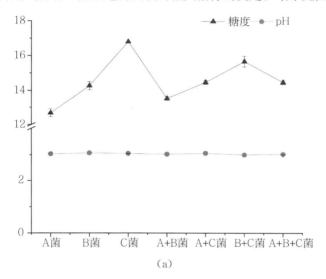

(a)

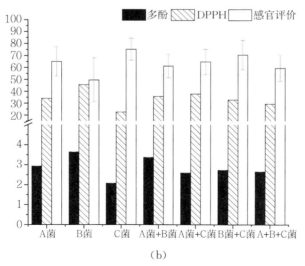

(b)

图 10-1 菌粉配方对黑老虎酵素糖度、pH（a）及多酚含量、DPPH 自由基清除能力和感官评价分值（b）的影响

从上图 10-1 看来，各配方酵素的 pH 值十分接近，无明显区别。从糖度这一指标测定结果可知，C 菌（川秀牌）以及含有 C 菌成分的配方测得的糖度较高，而 A 菌和 B 菌以及含有这两样菌种的配方糖度位列后几位。从多酚测定结果分析得知，B 菌发酵的多酚含量最高（1.82 mg/mL），含 B 菌配方的酵素多酚含量均排名靠前，A 菌多酚含量中等（1.46 mg/mL），C 菌发酵而成的酵素多酚含量较低（1.03 mg/mL）。同时，DPPH 抗氧化能力的总体趋势与多酚含量趋势大体相似，B 菌抗氧化能力最强（4.10 μmol TE/g），C 菌抗氧化能力最弱（2.02 μmol TE/g）。最后感官评价可以得出，C 菌发酵的酵素以及含有 C 菌配方的酵素在感官评价方面得到的好评较多，相反在抗氧化能力和活性物质较为出色的 B 菌发酵出来的酵素感官评价则较低。

综上所述，C 菌配方酵素虽然活性物质含量较少、抗氧化能力较低，但是感官评价的分数却有明显优势，有较大可能受到更广阔人群的喜爱。B 菌虽然在活性物质、抗氧化能力方面均超过 C 菌，但是感官评价却最低，可能不会受到大众的喜爱。A 菌发酵的产品各项指标比较平均，不突出。混合菌种发酵的各项指标均显示，混合发酵的各项指标不如单个菌种发酵所得到酵素的各指标水平，不予选择。

因本研究的产品以感官评价作为占比最大的指标，因此选择感官评价最高的 C 菌即川秀牌酵素发酵粉进行后续的单因素实验。

（二）果皮汁添加量对酵素品质的影响

果皮汁添加量实验中不同配方的酵素所测定的各指标结果见图 10-2：

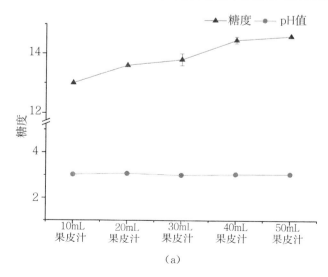

(a)

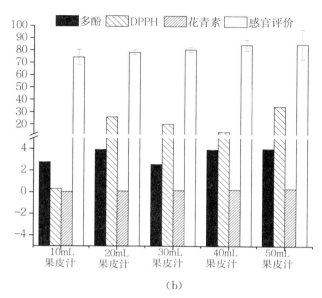

图 10-2 果皮汁添加量对黑老虎酵素糖度、pH 值（a）及多酚含量、
花青素含量、DPPH 自由基清除能力和感官评价分值（b）的影响

为了最大限度地利用黑老虎这一珍稀水果，同时也为本研究的酵素产品增添悦人的色彩，我们将黑老虎的表皮汁代替发酵的重要原料——水，同时测定黑老虎表皮的增加是否能提升各个指标的水平。

从图 10-2 可知，pH 这个指标每组之间不存在显著性差别，随着果皮汁添加量的增加，pH 呈轻微波动状态。糖度则随着果皮汁添加量增加而增加。然而，在菌粉配方的实验中，C 菌发酵的所得酵素多酚含量在 1.0 mg/mL 左右（参见图 10-2（b）），从图 10-2（b）中可以看到，有果皮汁添加的多酚含量均明显超过 1.0 mg/mL。因此可以得出结论，果皮汁的添加能够增强活性物质的含量，其中加入 20 mL 果皮汁、40 mL 果皮汁和 50 mL 果皮汁的酵素产品多酚含量位居前三位（含量分别为：1.97 mg/mL、1.97 mg/mL、2.01 mg/mL），加入 50 mL 果皮汁的酵素多酚含量最多。从图 10-2（b）中可以看出来 DPPH 抗氧化能力最高的是加入 50 mL 果皮汁的样品（3.13 μmol TE/g），其次是加入 20 mL 果皮汁的样品（2.34 μmol TE/g），接着是加入 30 mL 果皮汁（1.83 μmol TE/g）的和加入 40 mL 果皮汁的样品（1.26 μmol TE/g），最后是加入 10 mL 的样品，它的 DPPH 抗氧化能力最弱（0.03 μmol TE/g），本次实验中 DPPH 抗氧化能力与果皮汁添加量无明显线性关系。这可能与测定指标时待测样品受到一定氧化有关。每组花青素含量十分接近，均无显著性差别，但是从数据可知花青素含量随着果皮汁添加量增加而增加，这个现象符合客观事实规律。最后，感官评价的分数也与果皮汁添加量呈正相关。

综合以上各指标，我们选出添加 50 mL 果皮汁为最佳发酵水平。

（三）白砂糖添加量对酵素品质的影响

白砂糖添加量实验中不同配方的酵素所测定的各指标结果见图 10-3：

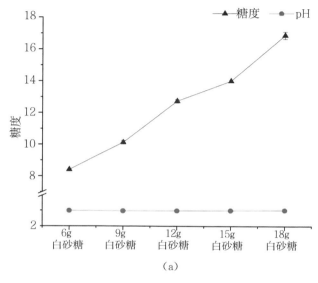

（a）

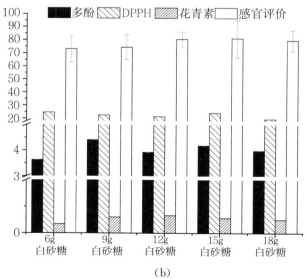

（b）

图 10-3　白砂糖添加量对黑老虎酵素糖度、pH 值（a）及多酚含量、花青素含量、DPPH 自由基清除能力和感官评价分值（b）的影响

在白砂糖添加量的单因素实验中，我们从图 10-3 中可以明显看出各组 pH 十分接近，但是随着白砂糖添加量的增加 pH 却逐渐降低，且十分接近，pH 均在 3.00 左右。出现这样结果的原因是糖对于发酵体系的 pH 和总酸存在显著影响，一定范围内的糖添加量会促使总酸上升，导致 pH 下降。糖度与糖的添加量呈正相关的关系。各组多酚含量在 2.0 mg/mL 左右，其中添加 9 g 白砂糖的配方酵素多酚含量最高（2.20 mg/mL），其余四组含量十分接近，最低多酚含量是白砂糖添加量为 6 g 的配方，其含量为 1.81 mg/mL。DPPH 抗氧化活性则是添加 6 g 糖的配方最高（2.21 μmol TE/g），随着糖量增加，DPPH 抗氧化能力有递减趋势。各组花青素差别并不大，从测定的数据可以得知，添加 15 g 白砂糖的一组花青素含量最多约为 3.32 mg/mL；其次是添加 9 g 糖的一组，含量为 2.96 mg/mL；接着是添加 15 g 白砂糖的配方，其花青素含量为 2.75 mg/mL；其余两组花青素含量较低。最后是感官评价，添加 15 g 白砂糖感官评价最高，第二名为添加 12 g 白砂糖的样品，第三名为添加 18 g 白砂糖的样品，其余两组因为糖量较少，口感过酸，而评价较低。

综合各个指标测定结果，我们选取添加 15 g 糖为本次单因素实验的最佳水平。

（四）菌粉质量对酵素品质的影响

菌粉质量实验中不同配方的酵素所测定的各指标结果见图 10-4：

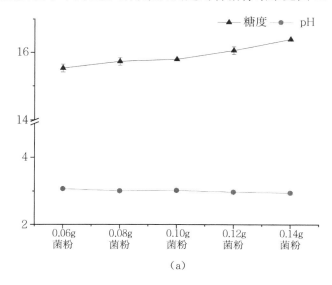

（a）

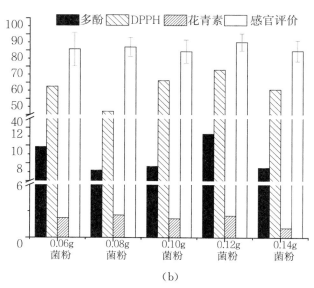

图 10-4　菌粉质量对黑老虎酵素糖度、pH 值（a）及多酚含量、花
青素含量、DPPH 自由基清除能力和感官评价分值（b）的影响

　　从图 10-4 可以看出，随着菌粉质量的增加，pH 也逐渐降低，其原因可能是因为菌粉量多，能更好分解果肉、果皮以及额外添加的糖，所以导致酸度上升，pH 变得更小。从糖度看来，糖度也随着菌粉添加量增多而上升。从多酚含量来看，加入 0.12 g 菌粉的多酚含量较高（5.64 mg/mL），加入 0.08 g 菌粉的样品其多酚含量最低（3.60 mg/mL），此次实验多酚含量均在 3.0 mg/mL 以上，比以往所有实验值都高，造成此次结果的原因可能是这次实验所用的黑老虎果皮氧化程度较小，所以本次实验果皮汁的颜色也更为鲜艳。DPPH 抗氧化活性与多酚含量的波动趋势十分相似，大果山楂酵素的研究也出现多酚含量与 DPPH 抗氧化能力趋势相同的情况，酚类物质的增加可能是抗氧化能力增强的原因，含有 0.12 g 菌粉的配方其 DPPH 抗氧化活性也很高（6.11 μmol TE/g），其次是加入 0.1 g 菌粉的配方（5.51 μmol TE/g），再次是加入 0.06 g 菌粉的样品（5.18 μmol TE/g），最后分别是加入 0.14 g 菌粉配方（5.00 μmol TE/g）和 0.08 g 菌粉的配方（3.79 μmol TE/g）。花青素含量各组差别不大，第一名是加入 0.08 g 菌粉的配方（8.53 mg/mL），其次是加入 0.12 g 菌粉的配方（8.35 mg/mL），第三名是加入 0.06 g 菌粉的样品（7.40 mg/mL），最后分别是加入 0.1 g 菌粉的配方（7.16 mg/mL）和加入 0.14 g 菌粉的样品（3.62 mg/mL）。从感官评价这一指标来看，第一名是加入 0.12 g 菌粉的配方，第二名是加入 0.08 g 菌粉的配方，其次是加入 0.06 g 菌粉的配方，第四名是加入 0.14 g 菌粉

的样品，感官评价最差的是加入 0.1 g 菌粉的样品。综合上述各指标的测定结果与排名，发酵菌粉质量这一因素最高的水平是 0.12 g。

（五）发酵时长对酵素品质的影响

发酵时长实验中不同配方的酵素所测定的各指标结果见图 10 - 5：

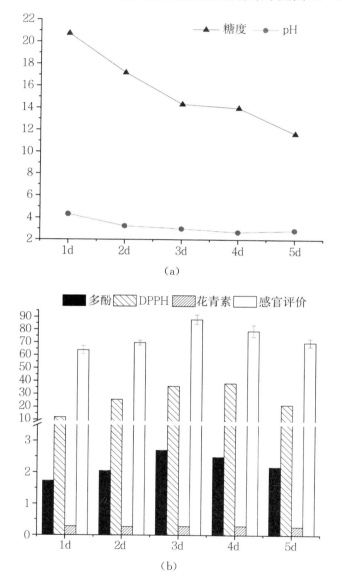

（a）

（b）

图 10 - 5 发酵时长对黑老虎酵素糖度、pH 值（a）及多酚含量、花青素含量、DPPH 自由基清除能力和感官评价分值（b）的影响

在本次发酵时长的单因素实验中,我们能从图 10 - 5(a)中可以明显看出,随着发酵时间的延长,糖度呈明显递减趋势,这是由于各种益生菌分解白砂糖与果肉、果皮中的糖,从而使得酵素糖度逐渐降低,递减幅度也趋于平缓,因此发酵时间越长,酵素糖度越低,最后会趋于平稳。酵素的 pH 也随着发酵时长而呈降低趋势,不过在第 5 天时,酵素的 pH 有回升趋势,这是由于此时进入缓慢发酵阶段,酵液中的微生物对黑老虎果肉和果皮中的蛋白质有一定的降解作用,使得酵素的 pH 有回升波动趋势[111]。多酚含量从发酵第 1 天到第 3 天则呈上升趋势,发酵 3 天时,多酚含量为最高(1.35 mg/mL),第 3 天之后多酚含量递减,发酵 4 天(1.24 mg/mL)、5 天(1.08 mg/mL)的多酚含量排在第 2、3 名。发酵第 4 天时,酵素的 DPPH 抗氧化能力最强,为 3.45 μmol TE/g,发酵第 1 天抗氧化能力最弱(1.07 μmol TE/g)。同时,发酵 4 天的花青素含量也是第 1 名(2.90 mg/mL),从整体变化趋势可以看出,发酵时长对于花青素含量影响不大,其余四组花青素含量大致相同,发酵 3 天花青素含量为第 2 名(2.79 mg/mL)。最后,感官评价最佳的是发酵 3 天的样品,因为随着发酵时间增长,酸度也就越大,过于酸涩的产品不被大众所接受,发酵不足 3 天,样品口感较甜腻,也不符合大众口味。综合权衡各个指标的测定结果,我们选择发酵 3 天作为最佳发酵时长。

二、正交试验结果分析

本次正交试验以前面的单因素实验为基础,采用 L$_9$(3^4)正交实验用以确定黑老虎酵素的最佳配方。本实验以感官评价、多酚含量、DPPH 抗氧化能力以及花青素含量为评价指标,综合各指标的测量结果选出黑老虎酵素的最佳配方,结果计算分析见表 10 - 3 与表 10 - 4:

表 10 - 3   **正交试验方案及实验结果**

试验号	因素				实验指标			
	A 果皮汁添加量 /mL	B 白砂糖添加量 /g	C 菌粉质量 /g	D 发酵时长 /h	感官评价/分	多酚含量 /(mg/mL)	DPPH 抗氧化能力 /(μmolTE/g)	花青素含量 /(mg/mL)
1	1(10)	1(12)	1(0.06)	1(72)	76.00	1.60	2.50	0.0067
2	1	2(15)	2(0.08)	2(96)	76.75	3.31	2.22	0.020
3	1	3(18)	3(0.12)	3(120)	76.00	2.68	2.58	0.047

续表

试验号	因素				实验指标			
	A 果皮汁添加量/mL	B 白砂糖添加量/g	C 菌粉质量/g	D 发酵时长/h	感官评价/分	多酚含量/(mg/mL)	DPPH抗氧化能力/(μmolTE/g)	花青素含量/(mg/mL)
4	2(40)	1	2	3	72.50	3.90	3.52	0.110
5	2	2	3	1	75.88	1.69	3.11	0.137
6	2	3	1	2	76.00	3.04	2.99	0.167
7	3(50)	1	3	2	71.00	3.28	3.04	0.501
8	3	2	1	3	72.00	3.63	3.48	0.301
9	3	3	2	1	76.88	2.53	3.21	0.267

表 10 - 4　　　　　　　　　　　　正交试验结果分析

指标		A 果皮汁添加量/mL	B 白砂糖添加量/g	C 菌粉质量/g	D 发酵时长/h
感官评价/分	K1	228.75	219.5	224	228.75
	K2	224.38	224.63	226.13	223.75
	K3	219.88	228.88	222.88	220.5
	k1	76.25	73.17	74.67	76.25
	k2	74.79	74.88	75.38	74.58
	k3	73.29	76.29	74.29	73.5
	极差 R	2.96	3.12	1.09	2.75
	因素主次顺序	B>A>D>C			
	优化方案	$A_1B_3C_2D_1$			

续表

指标		A 果皮汁添加量/mL	B 白砂糖添加量/g	C 菌粉质量/g	D 发酵时长/h
多酚含量 / (mg/mL)	K1	7.58	8.78	8.27	5.81
	K2	8.63	8.63	9.74	9.62
	K3	9.44	8.24	7.64	10.22
	k1	2.53	2.93	2.76	1.94
	k2	2.88	2.88	3.25	3.21
	k3	3.15	2.75	2.55	3.41
	极差 R	0.62	0.18	0.21	1.47
	因素主次顺序	D>A>C>B			
	优化方案	$A_3B_1C_2D_3$			
DPPH 抗氧化能力 / (μmol Trolox/g)	K1	7.29	9.06	8.97	8.81
	K2	9.62	8.81	8.95	8.25
	K3	9.73	8.78	8.73	9.58
	k1	2.43	3.02	2.99	2.94
	k2	3.21	2.94	2.98	2.75
	k3	3.25	2.93	2.91	3.19
	极差 R	0.81	0.10	0.08	0.44
	因素主次顺序	A>D>B>C			
	优化方案	$A_3B_1C_1D_3$			

续表

指标		A 果皮汁添加量/mL	B 白砂糖添加量/g	C 菌粉质量/g	D 发酵时长/h
花青素含量/ (mg/mL)	K1	0.074	0.618	0.474	0.411
	K2	0.414	0.458	0.397	0.688
	K3	1.069	0.481	0.685	0.458
	k1	0.025	0.206	0.158	0.137
	k2	0.138	0.153	0.133	0.229
	k3	0.356	0.160	0.228	0.153
	极差 R	0.332	0.053	0.096	0.092
	因素主次顺序	A>C>D>B			
	优化方案	$A_3B_1C_3D_2$			

首先由表 10-4 分析可知，若以感官评价分数作为主要指标，则各因素（A因素为果皮汁添加量，B因素为白砂糖添加量，C因素为菌粉质量，D因素为发酵时长）的最佳水平分别为：A_1、B_3、C_2、D_1，即 10 mL 果皮汁、18 g 糖、0.08 g 菌粉、发酵时长 3 d。但是正交实验中并没有这一组合。同时分析极差 R可知，各因素对于感官评价分数的影响程度从高到低依次为 B>A>D>C。若以多酚含量为主要指标，则各因素的最佳水平分别为：A_3、B_1、C_2、D_3，即 50 mL 果皮汁、12 g 糖、0.08 g 菌粉、发酵 5 d，本次正交实验依然没有该组合。分析该组数据的极差，我们可知，各因素对于多酚含量的影响程度从高到低依次为 D>A>C>B。同时，若以 DPPH 抗氧化能力作为主要指标来衡量，则各因素的最佳水平分别为 A_3、B_1、C_1、D_3，即 50 mL 果皮汁、12 g 糖、0.06 g菌粉、发酵 5 d。该组合依然不存在于正交实验中。我们分析极差可知，各因素对于 DPPH 抗氧化活性的影响程度依次为 A>D>B>C。最后，若以花青素含量为主要评价指标，各因素的最佳水平组合为 A_3、B_1、C_3、D_2，即 50 mL果皮汁、12 g 糖、0.12 g 菌粉、发酵 4 d。这个组合与本次正交实验中试验 7相同。分析该组数据的极差可知，各个因素对于花青素含量的影响程度为 A>C>D>B。综上，根据每个指标的最佳配方选出了 $A_1B_3C_2D_1$、$A_3B_1C_2D_3$、$A_3B_1C_1D_3$、$A_3B_1C_3D_2$ 这四个配方。但由于这四组配方差距较大且多不是正交实验里的配方，因此需要将选出的配方进行调整，按调整后的配方发酵，而后

进行对比。

因为本次实验以感官评价作为主要衡量指标（占 40%），同时以富含花青素作为样品的创新点，则更加侧重感官与花青素的含量。同时，依据果皮汁添加量的单因素实验结果，添加 50 mL 果皮汁时，其感官评价分数、花青素含量以及多酚含量与 DPPH 抗氧化能力均排第 1 位。由于本次正交试验所选的材料存在被氧化的事实，导致果皮汁颜色被氧化为红灰色，所以本次正交试验果皮汁添加得越多反而影响了酵素色泽的美观，导致感官评价不高。因此为了验证上述的猜想，将正交试验所得的以感官评价为主要指标的最佳配方由 $A_1B_3C_2D_1$ 调整为 $A_3B_3C_2D_1$，同时保留原有的最佳配方一起实验，进行对比。

由于各因素对于花青素的影响程度大小顺序依次为 A、C、D、B，所以 A、C 因素的改变对于产品有较大影响，但是为了保证花青素含量，则不对果皮汁添加量做改变，故通过改变菌粉的质量来检测是否能通过配方调整可兼顾感官评价与花青素含量。最后将配方调整为 $A_3B_1C_2D_2$。经分析后验证实验的配方为：

（1）花青素调整实验：50 mL 果皮汁、12 g 糖、0.08 g 菌粉、发酵时长 4 d。

（2）感官评价调整实验：50 mL 果皮汁、18 g 糖、0.08 g 菌粉、发酵时长 3d。

（3）原感官评价最佳配方实验：10 mL 果皮汁、18 g 糖、0.08 g 菌粉、发酵时长 3 d。

验证实验的每个配方的酵素各指标测定结果见图 10－6：

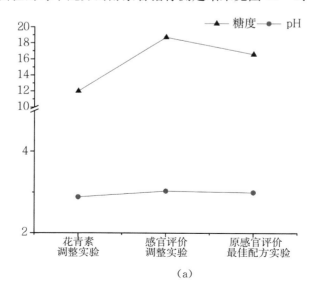

（a）

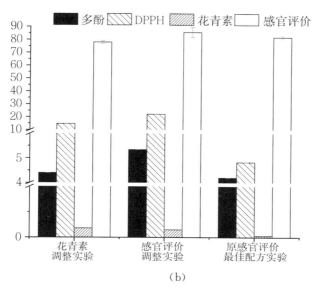

(b)

图 10-6 验证实验各配方糖度、pH 值折线图（a）及多酚含量、

DPPH 抗氧化能力、花青素含量与感官评价分数柱状图

根据上图可知，感官评价的调整配方即实验第 2 组在感官评价、多酚含量和 DPPH 抗氧化能力这三个指标中均排在所有实验组的第 1 位，花青素含量为第 2 位。因此，选择 50 mL 果皮汁、18 g 糖、0.08 g 菌粉、发酵时长 3d 作为黑老虎酵素的最佳配方。

三、黑老虎酵素最佳配方的各个指标测定结果

在选出黑老虎的最佳配方 $A_3B_3C_2D_1$ 后，我们对其进行了糖度、pH 值、多酚含量、花青素含量、DPPH 自由基清除能力、铁离子还原能力以及 ABTS 自由基清除能力、感官评价的全指标测定，测定结果数值见表 10-5：

表 10-5   酵素最佳配方各指标测定结果表

	第一次实验数值	第二次实验数值	第三次实验数值	平均值	标准差
糖度/（BX）	18.6	18.8	18.8	18.7	0.06
pH	3.03	3.03	3.03	3.03	0
多酚 /（mg/100 mL）	4.66	4.72	4.84	4.74	0.09

续表

	第一次 实验数值	第二次 实验数值	第三次 实验数值	平均值	标准差
花青素 /（mg/100 mL）	0.17	0.14	0.16	1.57	0.02
DPPH 抗氧化 /（μmol Trolox/100 mL）	22.50	22.35	21.58	22.15	0.50
FRAP 抗氧化 /（μmol Trolox/100 mL）	65.50	65.32	65.58	65.46	0.07
ABTS 抗氧化 /（μmol Trolox/100 mL）	37.69	37.57	38.07	37.78	0.26
感官评价（分）	83	90	84	85.67	3.79

四、黑老虎酵素菌落总数与乳酸菌数量测定结果

我们选取最佳酵素配方的上清液，分别按照国标的方法对其进行梯度稀释，依据本实验酵素的实际情况选择了稀释 10^2 倍、10^3 倍、10^4 倍和 10^5 倍的浓度。经过一段时间的培养，总菌落数为 3.57×10^6（CFU/mL），乳酸菌总数为 4.83×10^5（CFU/mL）。菌落总数一般呈先升后降的趋势，这可能是由于发酵时间越长，营养物质逐渐被分解，从而造成酸度上升，使得酵液环境不再适宜微生物的生长，所以菌落总数总体呈下降趋势。但伴随有间歇性小幅度上升，则是由于乳酸菌的生长使菌落总数上升。

第三节　小结与讨论

酵素是一种越来越受消费者欢迎的发酵产品。本研究以湖南省通道侗族自治县所产的大红品种黑老虎作为主要材料，进行了酵素产品的研制。通过发酵菌粉的预实验，果皮汁添加量、白砂糖添加量、菌粉质量、发酵时长的单因素实验以及正交试验等过程，对黑老虎酵素发酵原料以及培养条件进行优化，使得各个影响黑老虎酵素产品品质的因素能以最佳的形式组合起来，在品质评价时，既要考虑到酵素感官得分，又要考虑活性成分含量。由于黑老虎果肉占食用部位的比例不大，因此要充分利用其果皮的活性成分和色泽，尤其是利用果皮富含花色苷、维生素、氨基酸等活性成分和其红色的色泽，充分发挥黑老虎的加工利用价值。因此，本研究对黑老虎果皮汁的加入量进行了优化研究。结果表明，黑老虎酵素

的最佳配方为添加 50 g 果肉、50 mL 果皮汁、18 g 白砂糖、0.08 g 川秀牌果蔬酵素发酵菌粉，30 ℃恒温发酵 3 d。根据这个配方可以制作出色泽呈粉红色，营养物质丰富、果香柔和、酸甜适宜，健胃润肠的特色黑老虎酵素。我们对最佳配方的酵素进行各个指标的测定，并与现行有效的行业标准进行比较，结果如下：本产品具备应有的色泽、气味与滋味符合标准的规定。酵素的 pH 为 3.03，小于 4.00，符合该行业标准。多酚含量为 2.67 mg/mL，大于行业标准的 0.5 mg/mL，也符合行业标准的规定，乳酸菌数为 $4.83×10^5$ CFU/mL，同样达到行业标准。

本研究也最大限度地提高黑老虎植物各部分的利用率和附加值，力求在总体上达到美味与营养的双赢。此款新型原料酵素的研制铺设了未来黑老虎水果深入研究与利用的道路，也为日后黑老虎水果以价值更高、价格更低的形式融入食品加工领域和大众人民的生活而奠定基础。

第十一章　黑老虎果膏加工工艺研究

黑老虎是一种药用和食用价值都较高的珍稀植物，其成熟后果实味甜，富含营养物质，可食用。黑老虎果肉中维生素 C 含量最高达到了 159.96mg/100 g，矿物质元素如钙、铁等的含量也较为丰富，特别是硒元素的含量可高达 3.05μg/100g，氨基酸的总量为 1678.35mg/100 g。黑老虎的果皮中能提取多酚和花青素，表示黑老虎果皮具有一定的抗氧化功能；黑老虎果肉中含有人体所必需的 7种氨基酸：缬氨酸、赖氨酸、苏氨酸、甲硫氨酸、苯丙氨酸、亮氨酸和异亮氨酸和儿童所需的两种半必需氨基酸：组氨酸和精氨酸；黑老虎果肉中的微量元素，包含有锰、铁、铜、锌、钾、钙等；而黑老虎籽中含有丰富的皂苷、多糖、维生素以及丰富的矿物质和脂肪酸。综上所述，黑老虎具有镇静消炎、抗肿瘤、降血压、降血脂、抗氧化、提高免疫力、延缓衰老等功效。

黑老虎虽然含有丰富的营养物质和多种生理活性物质，但是它们最终能否被人体机体所利用也是决定其产业价值的关键因素。黑老虎果实硕大而可食用的果肉部分却很少，大量果皮得不到利用而造成了浪费，本章以黑老虎的果皮果肉为原料，利用益生菌进行发酵后加工成半发酵型黑老虎果膏，丰富了黑老虎加工产品的种类。

第一节　材料与方法

本章以紫黑黑老虎果实为原料，研究黑老虎果膏的最佳加工工艺条件，研究各种因素：水、益生菌粉、果胶粉、白砂糖的添加量、熬制时间、发酵时间因素对黑老虎果膏产品的影响。

一、黑老虎果膏工艺路线

（一）黑老虎加工工艺流程：

选果→预处理→解冻去核→粉碎→护色→调配→熬制→发酵→干燥成型。

（二）预处理：选果后将黑老虎表面污渍清洗沥干，放于冰箱冷冻保存。将冷冻后的黑老虎用热烫进行护色、解冻，这样处理有利于去核，稍微沥干后用超微粉碎机粉碎即可得到原果浆。

（三）制作：称取经超微粉碎机粉碎了的黑老虎果皮果肉 50 g，加入用以护色的柠檬汁 3 g；用水和白砂糖对其风味进行调配，加入果胶后熬制；然后将益生菌粉（含植物乳杆菌、嗜酸乳杆菌、副干酪乳杆菌、鼠李糖乳杆菌）加入熬制好的黑老虎果酱中，混匀后置于 30 ℃条件下恒温发酵；然后将发酵好的黑老虎果酱取出，在 40 ℃下干燥成型。

二、单因素实验设计

（一）熬制水用量的确定

称取 50 g 粉碎后的黑老虎果皮果肉，加入 3 g 柠檬汁护色，分别加入水10 mL、15 mL、20 mL，再加入 15％的白砂糖和 0.3％的果胶粉后将其在 100 ℃环境下熬制 20 min，向熬制好的黑老虎果酱中加入 0.2％的益生菌粉，置于30 ℃的恒温培养箱中发酵时长 24 h，然后将发酵好的黑老虎果酱取出，在 40 ℃环境干燥 24 h 成型。

（二）熬制时间的确定

称取 50 g 粉碎后的黑老虎果皮果肉，加入 3 g 柠檬汁护色，加入水 20 mL、15％的白砂糖和 0.3％的果胶粉后将其在 100 ℃下分别熬制 10 min、15 min、20 min，向熬制好的黑老虎果酱中加入 0.2％的益生菌粉，置于 30 ℃的恒温培养箱中发酵 24 h，然后将发酵好的黑老虎果酱取出，在 40 ℃干燥 24 h 成型。

（三）益生菌粉添加量的确定

称取 50g 粉碎后的黑老虎果皮果肉，加入 3g 柠檬汁护色，加入水 20 mL、15％的白砂糖和 0.3％的果胶粉后在 100 ℃下熬制 15 min，向熬制好的黑老虎果酱中分别加入 0.1％、0.2％、0.3％的益生菌粉，置于 30 ℃温度的恒温培养箱中发酵 24h，然后将发酵好的黑老虎果酱取出，在 40 ℃温度干燥 24h 成型。

（四）果胶粉添加量的确定

称取 50g 粉碎后的黑老虎果皮果肉，加入 3g 柠檬汁护色，然后加入 20 mL水和 15％的白砂糖再分别加入 0.3％、0.5％、0.6％的果胶粉，然后在 100 ℃温度下熬制 15 min，往熬制好的黑老虎果酱中加入 0.3％的益生菌粉，置于 30 ℃温度的恒温培养箱中发酵 24h，然后将发酵好的黑老虎果酱取出，在 40 ℃温度干燥 24h 成型。

（五）白砂糖添加量的确定

称取 50g 粉碎后的黑老虎果皮果肉，加入 3g 柠檬汁护色，加入水 20 mL、再分别加入 10％、15％、20％的白砂糖和 0.6％的果胶粉后在 100 ℃温度下熬制15 min，往熬制好的黑老虎果酱中加入 0.3％的益生菌粉，置于 30 ℃温度的恒温培养箱中发酵 24h，然后将发酵好的黑老虎果酱取出，在 40 ℃温度干燥 24h 成型。

（六）果膏发酵时间的确定

称取 50g 粉碎后的黑老虎果皮果肉，加入 3g 柠檬汁护色，加入水 20 mL、20％的白砂糖和 0.6％的果胶粉后在 100 ℃温度下熬制 15 min，往熬制好的黑老虎果酱中加入 0.3％的益生菌粉，置于 30 ℃温度的恒温培养箱中分别发酵 12 h、24h、48 h，然后将发酵好的黑老虎果酱取出，在 40 ℃温度干燥 24h 成型。

三、正交试验设计

（一）正交试验水平表

经过单因素实验结果分析后，选取果胶粉添加量（A）、益生菌粉添加量（B）、白砂糖添加量（C）和发酵时间（D）四个影响黑老虎果膏指标的研究因素，分别选取三个研究水平，其中果胶粉添加量分别为 0.3％、0.5％、0.6％，益生菌果蔬酵素发酵粉添加量分别为 0.1％、0.2％、0.3％，白砂糖添加量分别为 10％、15％、20％，发酵时间分别为 24 h、48 h、12 h，并按照 $L_9(3^4)$ 正交实验表进行正交实验。

表 11-1　　　　　　　　　　正交试验水平表

水平	因素			
	果胶粉添加量 A	益生菌粉添加量 B	白砂糖添加量 C	发酵时间 D
1	0.3％（0.15g）	0.1％（0.05g）	10％（5 g）	24（h）
2	0.5％（0.25g）	0.2％（0.1g）	15％（7.5g）	48（h）
3	0.6％（0.3g）	0.3％（0.15g）	20（10g）	12（h）

（二）感官评价表

黑老虎果膏的感官评价标准参照山楂糕的评价标准，我们依照感官评价表给出的感官评价标准，选择 10 名感官评价员对黑老虎果膏的色泽、组织状态、气味、口感等进行感官评价，根据评分结果确定黑老虎果膏的最佳加工工艺并取平均值，打分标准见表 11-2。

表 11 - 2　　　　　　　　　　黑老虎果膏感官评价标准

评价指标	评分标准
色泽（20 分）	红褐色，色泽基本一致，略有透明感并有光泽。
组织与状态（30 分）	组织细腻，软硬适中，略有弹性，不牙碜，片型基本完整，厚薄较均匀。
气味（20 分）	具有原果风味和发酵后的正常酸味，无异味。
口感（30 分）	易咀嚼，味道酸甜，无颗粒感。

四、黑老虎果膏活性成分的提取

称取 1 g 已剪碎成型的黑老虎果膏于锥形瓶中，以 1∶20 的料液比加入 60％ 的乙醇 20 mL，超声波 40 ℃ 温度提取 60 min，过滤。

五、黑老虎果膏多酚含量的测定

按照福林-酚试剂比色法测定多酚含量，并加以改进。取 1 mL 稀释到一定浓度的样品于 25 mL 试管中，加入蒸馏水至 23 mL，再分别加入 500 μL 的福林-酚试剂和 300 μL 的 10％碳酸钠溶液，摇匀后在室温环境下静置 30 min，然后在 760 nm 处测定吸光值，以没食子酸为标样制作标准曲线，结果以每克黑老虎果膏样品中毫克没食子酸当量表示（mg GAE/g）。

第二节　结果与分析

一、单因素实验结果分析

（一）熬制水用量对黑老虎果膏感官和多酚含量的影响

从图 11－1 可知，在整体趋势中果膏中多酚的含量随着含水量的增加而增加。这可能是因为在相同的熬制环境和相同的干燥温度和时间下，添加较多水的组最后产生的产品质量较大，以至于果膏中总体含有的多酚含量较多。所以应选择添加 20 mL 水作为制作黑老虎果膏的最佳熬制水添加量。

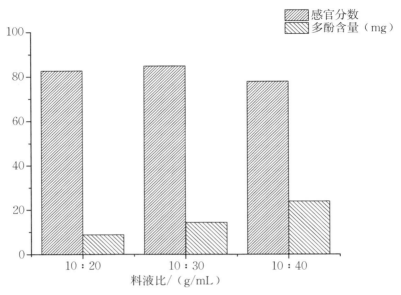

图 11-1　不同熬制水用量的多酚含量和感官评价

（二）熬制时间对黑老虎果膏感官和多酚含量的影响

由图 11-2 可知，在整体趋势中，果膏中多酚的含量与熬制时间成正相

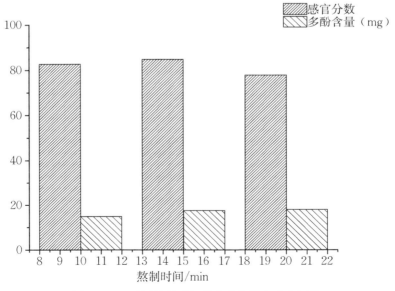

图 11-2　不同熬制时间的多酚含量和感官评价

关。从图中可以看出，熬制时间在 10～15 min 时间段时，多酚含量的增长速度较熬制时间超过 15 min 的要快，熬制的目的是防止果膏氧化以护色，随着熬制时间的延长，减少了果膏与空气之间的氧化反应，避免了多酚的损失，并且在加热的条件下发生美拉德反应，形成了大量挥发性的含硫、氧、氮杂环化合物，这些化合物的 π 电子在环上的分布不均匀，使得碳原子上的电子过剩、π 电子云密度提高，促进了自由基的亲电加成，从而表现出很强的自由基清除能力。而在感官品质方面，当熬制时间在 10～15 min 时感官评价分数随之升高，在熬制达到 15 min 以后感官评价分数呈现下降趋势。所以应该选择适宜的熬制时间才能使果膏的感官和品质都达到较好的状态，因此可选熬制时间为 15 min 的黑老虎果膏。

（三）益生菌粉添加量对黑老虎果膏感官和多酚含量的影响

由图 11-3 的结果可以看出，果膏中的多酚含量随着益生菌粉添加量的增多而不断增多。这可能是混合菌株不断分解果皮果肉从而增加了多酚的释放所引起的。在感官评价方面，3 组实验之间的差距并不明显，可能是因为益生菌粉本身添加量就较少，在半发酵状态下产生的正常发酵后的酸味都在可接受范围之内，因此，为了使产品的抗氧化效能更佳，我们可以选择 0.3% 的益生菌添加量。

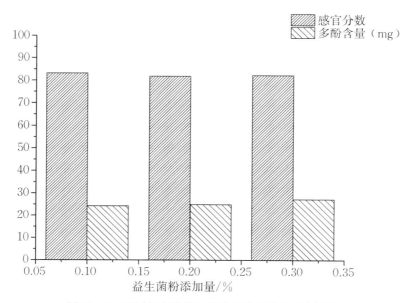

图 11-3　不同益生菌添加量的多酚含量和感官评价

（四）果胶粉添加量对黑老虎果膏感官和多酚含量的影响

从图 11-4 所展示的结果来看，随着果胶粉添加量的增多，黑老虎果膏中的多酚含量也随之增加，抗氧化活性也同步提高，有研究表明：果胶对 DPPH 自由基的清除作用与果胶的浓度有关[65]，并且浓度越大清除率越高，由此可推断：随着果胶粉添加量的增多，黑老虎果膏中的果胶浓度升高，对于 DPPH 自由基的清除率提高，抗氧化活性更高。并且黑老虎果膏的感官评价分数在 0.6% 的果胶粉添加量下为 85.57，仅比在 0.3% 添加量下的黑老虎果膏感官评价分数低 0.86 分，差距并不明显。因此，综合考虑，我们选择 0.6% 的添加量作为黑老虎果膏的最佳果胶粉添加量。

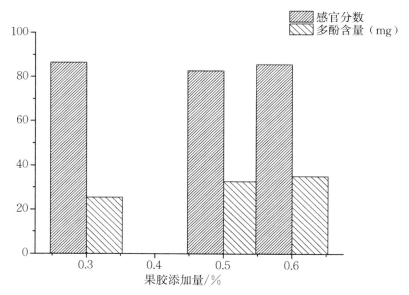

图 11-4　不同果胶添加量的多酚含量和感官评价

（五）白砂糖添加量对黑老虎果膏感官和多酚含量的影响

白砂糖添加量作为黑老虎果膏生产过程中的一个影响因素，对于果膏的发酵、风味形成起着重要的作用。从图 11-5，我们可以看出，随着白砂糖添加量的增大，果膏中的多酚含量逐步增加，可能是因为适宜的白砂糖添加量有利于果酱的发酵从而影响其抗氧化活性，并且在熬制过程中可能发生美拉德反应以影响其多酚的含量，综上所述，白砂糖的添加量对黑老虎果膏的抗氧化性有着一定的影响，因此，我们选择 20% 的白砂糖添加量作为黑老虎果膏的最佳添加量。

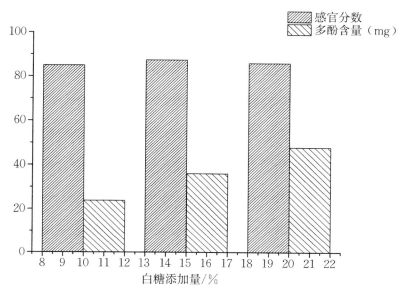

图 11-5　不同白砂糖添加量的多酚含量和感官评价

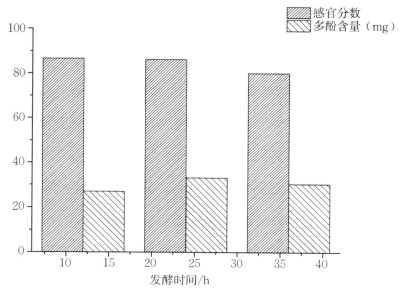

图 11-6　不同发酵时间的多酚含量和感官评价

（六）发酵时间对黑老虎果膏感官和多酚含量的影响

黑老虎果膏作为一种半发酵型的果膏产品，其发酵时间必然对产品的品质有着很大的影响，从图 11-6 中，我们可以看出当发酵时间在 12～24 h 之间时，果膏中多酚的含量随时间的延长而增加，并在发酵 24 h 时达到最大值 33 mg，在 24 h 之后多酚含量随着发酵时间的推移而减少，这可能是因为刚开始时益生菌快速生长发酵使得抗氧化能力增加，在发酵 24 h 时达到最高峰值，往后因为发酵过度从而使得多酚含量下降，并且导致发酵风味过浓、感官品质下降。综上所述，我们应当以发酵 24 h 作为生产黑老虎果膏的最佳发酵时长。

二、正交实验结果分析

（一）果膏感官评价分析

通过单因素实验，我们选择影响黑老虎果膏的感官品质的四个因素的 3 个水平进行正交实验，其正交结果分析见表 11-3 所示。

通过比较表 11-3 中的 R 值，可以看出影响黑老虎果膏的色泽、组织与状态、气味、口感等各个因素的强弱顺序为 D（发酵时间）＞B（益生菌粉添加量）＞A（果胶粉添加量）＝C（白砂糖添加量）。我们分析这一现象发生的原因，可能是发酵时间过短导致没有发酵完全，造成果膏风味欠佳，发酵时间若是过长，果膏味道过酸且苦涩，掩盖了果膏本身的风味，导致消费者难以接受。所以发酵时间是影响黑老虎果膏发酵质量的关键性因素。益生菌添加量是影响黑老虎果膏的次要因素。我们分析原因，可能是适量的益生菌对果膏发酵的风味有较好的影响，益生菌添加的比例过多或过少都会对果膏的风味产生一定的不良影响。最后是果胶和白砂糖添加量，为了使果膏能够较好地成型并且味道不会过酸或过涩，果胶量和糖度必须控制在合适的范围内，但他们对果膏的影响还是相对较小。

根据正交实验结果，我们可以得知黑老虎果膏加工工艺的最佳配方为实验组 9 号，即 $A_3B_3C_2D_1$，为 0.6％的果胶粉添加量，0.3％的益生菌添加量，15％的白砂糖添加量，发酵时间为 24 h。

表 11-3　　　　　　　　　　　正交实验感官评价结果与分析

试验号	因素				感官评分/分
	A 果胶粉添加量/％	B 益生菌粉添加量/％	C 白砂糖添加量/％	D 发酵时间/h	
1	1（0.3）	1（0.1）	1（10）	1（24）	81.3

续表

试验号	因素				感官评分/分
	A 果胶粉添加量/%	B 益生菌粉添加量/%	C 白砂糖添加量/%	D 发酵时间/h	
2	1	2（0.2）	2（15）	2（48）	77.1
3	1	3（0.3）	3（20）	3（12）	80
4	2（0.5）	1	2	3	78.4
5	2	2	3	1	81.5
6	2	3	1	2	78.6
7	3（0.6）	1	3	2	77.4
8	3	2	1	3	79.8
9	3	3	2	1	82.7
K_1	238.4	237.1	239.7	245.5	
K_2	238.5	238.4	238.2	233.1	
K_3	239.9	241.3	238.9	238.2	
k_1	79.47	79.03	79.9	81.83	
k_2	79.5	79.47	79.4	77.7	
k_3	79.97	80.43	79.63	79.4	
R	0.5	1.4	0.5	4.31	

（二）果膏中多酚含量分析

表 11-4　　　　　　　　　　　　正交实验多酚含量结果与分析

试验号	因素				多酚含量/mg
	A 果胶粉添加量/%	B 益生菌粉添加量/%	C 白砂糖添加量/%	D 发酵时间/h	
1	1（0.3）	1（0.1）	1（10）	1（24）	1.81
2	1	2（0.2）	2（15）	2（48）	1.65
3	1	3（0.3）	3（20）	3（12）	1.66
4	2（0.5）	1	2	3	1.66

续表

试验号	因素				多酚含量 /mg
	A 果胶粉 添加量/%	B 益生菌粉 添加量/%	C 白砂糖 添加量/%	D 发酵时间/h	
5	2	2	3	1	2.34
6	2	3	1	2	1.97
7	3 (0.6)	1	3	2	1.33
8	3	2	1	3	1.83
9	3	3	2	1	1.54
K1	5.12	4.8	5.61	5.69	
K2	5.97	5.82	4.85	4.95	
K3	4.7	5.17	5.33	5.15	
k1	1.71	1.60	1.87	1.90	
k2	1.99	1.94	1.62	1.65	
k3	1.57	1.72	1.78	1.72	
R	0.42	0.34	0.25	0.25	
因素主次顺序	A>B>C=D				
优化方案	$A_2B_2C_3D_1$				

通过比较表 11-4 中的 R 值可以看出，影响黑老虎果膏中多酚含量的各个因素的强弱顺序为 A（果胶粉添加量）＞B（益生菌粉添加量）＞C（白砂糖添加量）＝D（发酵时间）。我们分析这一现象发生的原因，可能是果胶添加量会通过影响黑老虎果膏的自由基清除率来影响其抗氧化活性，所以是影响黑老虎果膏多酚含量的关键性因素。益生菌添加量是影响黑老虎果膏的次要因素，可能是适量的益生菌对果膏发酵后的自由基清除能力有较好的影响，所以益生菌添加量是影响黑老虎果膏发酵的次要因素，然后是白砂糖添加量和发酵时间，适宜的白砂糖添加量有利于果酱的发酵从而影响其抗氧化活性，发酵时间过长或过短都会对果膏中的多酚含量产生一定的影响，但它们对果膏的影响还是相对较小的。

根据正交实验结果，我们可以得知黑老虎果膏加工工艺的最佳配方为实验组 5 号，即 $A_2B_2C_3D_1$，其果胶粉添加量为 0.5％，益生菌添加量为 0.2％，白砂糖添加量为 20％，发酵时间为 24 h。

最后，通过对比两组最优组合（$A_2B_2C_3D_1$ 和 $A_3B_3C_2D_1$），以多酚含量作为指标，我们可以得到的最佳配方 $A_2B_2C_3D_1$ 的多酚含量为 2.34 mg，其多酚含量相比于 $A_3B_3C_2D_1$ 的多酚含量（1.54 mg）更多，感官评价分数为 81.5，$A_3B_3C_2D_1$ 的感官评价分数为 82.4，在感官差距并不大的情况下，以果膏中的多酚含量为第一指标，最终确定黑老虎果膏的最佳加工工艺为 $A_2B_2C_3D_1$，其果胶粉添加量为 0.5%，益生菌添加量为 0.2%，白砂糖添加量为 20%，发酵时间为 24 h。

第三节　小结与讨论

黑老虎果实本身可食用部分较少而果皮果核占比较多，本研究通过果皮果肉的整体利用，减少了果皮的浪费，并且使黑老虎果皮中的多酚、花青素等抗氧化物质得到了充分利用。本课题首次把黑老虎和益生菌两者的风味结合在一起，研发出一种添加益生菌的黑老虎果膏。产品单一性的问题则通过在保留黑老虎原有风味的基础上增加正常发酵后的酸味物质，从而得到了解决，并且益生菌的添加也避免了一些添加剂的使用，使得产品更营养更健康。产品的调配与加工是开发一种新产品的重要步骤，本研究以紫黑品种的黑老虎作为主要原料，研究了不同的水、白砂糖、果胶、益生菌添加量下黑老虎果膏的不同口味及品质，并探究了不同熬制时间、发酵时间对其品质和多酚含量的影响，对黑老虎果膏的加工工艺进行了系统的研究。研究的内容主要包括黑老虎果膏加工工艺条件的优化和果膏中抗氧化活性物质的研究，最终结果表明：通过单因素实验，在其他条件相同的情况下，探究单个因素对于黑老虎果膏的口感及多酚含量的影响，不同因素水平对黑老虎果膏的感官评价及多酚含量的影响。结果表明，最佳水分添加量为 50 g 果皮果肉∶20 mL 水，此时的感官评价分数为 77.86，果膏中多酚含量约为 23.79 mg；最佳益生菌粉添加量为 0.3%，此时的感官评价分数为 82.43，果膏中多酚含量约为 27.3 mg；最佳果胶粉添加量为 0.6%，此时的感官评价分数为 85.57，果膏中多酚含量约为 35 mg；最佳白砂糖添加量为 20%，此时的感官评价分数为 86.14，果膏中多酚含量约为 48 mg；最佳熬制时间为 15 min，此时的感官评价分数为 84.85，果膏中多酚含量约为 17.6 mg；最佳发酵时间为 24 h，此时的感官评价分数为 86.14，果膏中多酚含量约为 33 mg。通过正交实验确定黑老虎果膏的最佳加工工艺条件为：50 g 果皮果肉∶20 mL 水，添加 0.5% 果胶粉，添加 0.2% 益生菌，添加 20% 白砂糖，在 100 ℃ 温度下熬制 15 min 后在 30 ℃ 下发酵 24 h，经 40 ℃ 干燥 24 h 后得到产品，在此条件下 50 g 黑老虎果皮果肉得到的黑老虎果膏感官评价分数为 81.5，多酚含量为 2.34 mg。发酵后的黑老虎果膏样品酸甜适中，质地柔软，果膏富含益生菌，也有利于保藏，进一步丰富了黑老虎的深加工产品。

第十二章　黑老虎果酒加工工艺研究

黑老虎是一种不易保存的水果，其味道独特、甜味可口，随着人们对健康的更加关注，黑老虎逐渐受到消费者的喜爱。本章采用新鲜的黑老虎果作为原料进行发酵，从而得到黑老虎果酒。主要步骤是将黑老虎原料、水和白砂糖先按照一定的比例进行调配，再调整其 pH，最后加入一定量的酵母活化液进行发酵，该方法在一定程度上保存了黑老虎的有效成分，且黑老虎果酒的口感清甜，酒液清凉透明，呈现正红色，体现出黑老虎本身的典型性，将酵母菌添加入水果中并对其本身所含有的糖分进行利用转化成乙醇而得，其既含有水果的本身特殊风味又形成一定量的酒精。在日常生活中，人们通常会挑选一些成熟度较高、水分含量高且未发生腐烂变质的水果进行果酒发酵，从而得到清甜可口的果酒。经过发酵的果酒能够有效地保持水果本身的一些营养物质，所以将水果进行发酵得到果酒也是一种较好的保存方式。如野生树莓在加糖量为 20%，发酵温度为 24 ℃，酵母接种量为 0.4 g/L，SO_2 添加量为 15 mg/L 的条件下可发酵出较为理想的红树莓果酒。有研究表明蓝靛果酒最佳发酵工艺为果胶酶添加量 0.34%，酵母添加量 1.48 g/L，初始糖度 20 Brix°，初始 pH 为 3.6。本章以黑老虎果为原料，利用安琪酵母菌进行发酵，并经过单因素实验以及正交实验对发酵关键工艺参数进行优化，研究了初始糖度、添加酵母量，发酵时间对安琪酵母菌的影响，通过感官评价以及抗氧化活性物质和抗氧化活性的测定，最终确定黑老虎果酒的最佳发酵工艺条件。

第一节　材料与方法

一、实验材料

实验样品选取产自湖南通道侗族自治县的黑老虎，采用大红和紫黑两个品种作为实验的原材料。

二、实验方法

本章以黑老虎果作为原料，研究黑老虎果酒发酵的最佳工艺，分析了各种因素对果酒发酵的影响，如：初始糖度、酵母添加量、发酵时间这三个因素。

（一）黑老虎果酒发酵工艺流程

加入白砂糖
↓
新鲜的黑老虎果→选果→预处理→榨汁→加水调配→果胶酶处理→灭酶→成分调整→
酒精发酵→过滤→离心→果酒
↑
接种酵母菌←活化酵母菌

（二）实验操作步骤

1. 原料预处理

将冷冻后的黑老虎进行解冻，去其果核，取其果皮和果肉后用榨汁机进行破碎后得到原果浆，取原果浆 50 g，原果浆、水按 1∶3 g/mL 进行调配，再用配制好的柠檬酸溶液调 pH 为 3.3，得到待发酵液（柠檬酸液配制：柠檬酸同纯净水以 1∶20 比例配制）。

2. 果胶酶酶解

果胶酶添加于准备好的黑老虎果汁中，将黑老虎果进行充分的酶解，以提高果汁的出汁率，实验中使用原果浆质量的 0.3％果胶酶液用量，在水浴 45 ℃下进行酶解 1 h。

3. 菌种活化

从冰箱中取出安琪酵母菌，再称取 1 g 的酿酒干酵母和 2 g 的白砂糖然后加入 100 mL 的蒸馏水，混匀后置于 40 ℃的恒温水浴锅中进行活化，当溶液中出现较多的气泡时，酵母菌活化结束，得到酵母菌活化液。

4. 成分调整

因为黑老虎果肉本身糖度较低，按比例加入纯净水后待发酵液的含糖量更低，不适合酵母菌的生长而导致不能进行正常发酵，所以需要通过添加一定量的白砂糖来提高原液的糖度，以达到实验所需的起始糖度，并采用手持折光仪测定黑老虎果汁中的含糖量。

5. 酒精发酵

将成分调整后的果汁液接种活化后的酵母菌（即酒母）后放置在 25 ℃温度的恒温培养箱中进行发酵。

6. 过滤

将发酵完成后的果酒进行过滤，因为经过纱布过滤果酒中还会存在细小的颗粒，使得滤液不够澄清，影响感官评价，所以需将滤液进行离心处理，在 3600 r/min 的条件下离心 10 min 以获得澄清的果酒，然后测定其酒精度和残糖量。

（三）单因素实验确定黑老虎果酒的发酵条件

发酵果酒是指将水果进行压碎、压榨取其果汁后，经过酵母菌的发酵而制成，发酵果酒的原理是经过压榨后得到的果汁，在酵母菌的作用下，发生一系列的生物化学反应，最终产生 C_2H_5OH 和 CO_2 的过程，一般酒精度在 8～20 度之间。果酒的类型较为繁多，根据不同的酿造方法可将果酒分为蒸馏酒、发酵酒和配制果酒。本章通过液态发酵法得到果酒，无需经过蒸馏，只需要在发酵前对果酒进行糖化处理即可。

1. 初始糖度的确定

将预处理的黑老虎果汁，用白砂糖调节至 10 Brix°、12 Brix°、14 Brix°、16 Brix°、18 Brix°的初始糖度，调初始 pH 值为 3.30，然后加入体积分数为 5％酵母菌活化液，将其放置于 25 ℃的恒温培养箱中分别发酵 5 d，最后测定每个发酵液的酒精含量和含糖量。

2. 酵母接种量的确定

将预处理的黑老虎果汁，用白砂糖调节至初始糖度为 16 Brix°，调初始 pH 为 3.30，分别以 1％、3％、5％、7％、9％的重量比例向待发酵液中加入酵母菌活化液，放置于 25 ℃的恒温培养箱中发酵 5 d，最后测定每种酒液的酒精度和糖度。

3. 发酵时间的确定

将预处理后的黑老虎果汁用白砂糖调节其初始糖度为 16 Brix°，初始 pH 为 3.30，然后加体积分数为 5％已选定的安琪酵母菌活化液，并分别在 25 ℃的恒温培养箱中分别发酵 3 d、4 d、5 d、6 d、7 d，然后测定每种酒液的酒精度和糖度。

（四）正交试验设计

选择初始糖度（A）、酵母菌添加量（B）和发酵时间（C）三个影响果酒指标的主要因素，结合通过单因素实验得出的结果，选择三个因素中三个最佳发酵水平，其中初始糖度分别为 12 Brix°、14 Brix°和 16 Brix°，酵母菌添加量分别为 3％、5％和 7％，发酵时间分别为 5 d、6 d 和 7 d，并用 $L_9(3^4)$ 正交试验表进行正交试验。正交试验以感官评价为主要判定指标，以活性物质和抗氧化活性为次要指标。

表 12－1　　　　　　　　　　　　正交试验与水平

水平	因素			
	A 初始糖度/Brix°	B 酵母添加量/％	C 发酵时间/d	D 空列
1	12	3	5	

续表

水平	因素			
	A 初始糖度/Brix°	B 酵母添加量/%	C 发酵时间/d	D 空列
2	14	5	6	
3	16	7	7	

（五）感官评定标准

黑老虎果酒的感官评价标准参照葡萄酒评价的标准，依照感官评价表给出的感官评定标准，选择 10 名感官评价员对黑老虎果酒的色泽、滋味、风味、澄清度等进行感官评价，根据评分结果确定黑老虎果酒的最佳发酵工艺，然后取平均值，打分的标准见表 12－2 所示。

表 12－2　　　　　　　　　黑老虎发酵果酒感官评分标准

评价指标	评分标准	得分数
味道（40 分）	口感好，不苦涩，甜度适中，无异味。	35—40
	口感较好，酒中有涩味，无异味。	30—34
	酸度和甜度不协调或者有异味。	≤29
香气（30 分）	具有黑老虎果的香味，无刺激气味。	25—30
	果香味不明显或稍有刺激气味。	10—24
	果香味偏淡或刺激味重。	≤10
色泽（5 分）	透明且有光泽。	4—5
	色泽良好。	2—3
	暗淡缺乏光泽感，色泽一般。	≤2
澄清度（5 分）	不浑浊，无沉淀	4—5
	少许浑浊或轻微沉淀。	2—3
	浑浊和沉淀。	<2
典型性（20 分）	有黑老虎独特风味。	15—20
	黑老虎独特风味不充分。	10—14
	无黑老虎独特风味。	<10

（六）多酚含量的测定

按照福林-酚试剂比色法对发酵果酒中多酚含量进行测定，并加以改进。取 1 mL 稀释到一定浓度的样品于 25 mL 试管中，加入蒸馏水至 23 mL，再分别加入 500 μL 的福林-酚试剂和 300 μL 的 10％碳酸钠溶液，摇匀后在室温静置 30 min，然后在 760 nm 处测定吸光值，以没食子酸为标样制作标准曲线，结果以每克干样品中毫克没食子酸当量表示（mg GAE/g DW）。

（七）黄酮含量的测定

黑老虎果酒中的总黄酮含量的测定采用三氯化铝比色法，取 250 μL 样品稀释液和 2710 μL 的 30％乙醇溶液于试管中，再加入 120 μL 的 0.5 mol/L 亚硝酸钠溶液混匀，静置 5 min 后，再加入 120 μL10％氯化铝溶液，混匀后再放置 5 min，之后，再加入 800 μL 的 1 mol/L 氢氧化钠溶液，振荡混匀后在 510 nm 波长处测其吸光度。以儿茶素作标样制作标准曲线，结果以每 100 mL 果酒样品中毫克儿茶素当量表示。

（八）DPPH 自由基清除能力的测定

DPPH 自由基清除能力的测定参考文献[40]研究方法并略作改变。先配制浓度为 0.094 mmol/L DPPH 工作液，再取 0.3 mL 样品与 1.9 mL DPPH 溶液混合均匀，避光静置反应 30 min 后在波长 517 nm 下测定其吸光度，以水溶性维生素 E（Trolox）为标样制作甲醇溶液标准曲线，参照上述步骤测定样品的吸光值并计算其抗氧化能力，抗氧化能力均采用每 100 mL 果酒样品中 Trolox 当量表示（μmol TE/g）。

第二节　结果与分析

一、单因素实验结果分析

（一）初始糖度对黑老虎果酒发酵的影响

初始糖度对果酒发酵过程中的残糖量和酒精度的影响见图 12-1 可知，在整体趋势中，随着糖含量的增加，果酒的酒精含量也在不断地增加。对于大红品种来说，在糖度添加量为 10～14 Brix°时，酒精度随着糖度的增加而增加，在糖度为 14 Brix°时，酒精度到达最高值（8.6％vol），而随着初始糖度添加量的进一步增加，产酒量趋向于缓慢的下降趋势，在糖度添加量为 18 Brix°时，酒精度达到了最低值（8％vol）。该结果的产生可能是因为初始糖度太低，不适于酵母菌的生长，导致果酒不完全发酵，产酒量也随之降低。而糖度在 14～18 Brix°之间，酒精度又呈下降趋势的原因可能是初始糖度过高时，发酵瓶中会出现较高的渗透压，对酵母菌的生长起到一定的抑制作用，使得糖分没能被酵母菌充分地利用，从而导致酒精度下降而含糖量相对较高。所以，应该选用适宜的初始糖度，才能使果酒发酵达到较好的状态。

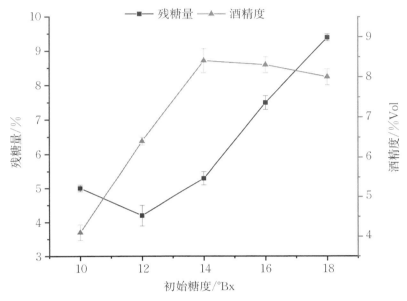

图 12-1　初始糖度对大红果酒残糖量和酒精度

　　紫黑果酒的发酵也呈现类似大红果酒的趋势（图 12-2），在初始糖度为10~14 Brix°时，发酵液的残糖量和酒精度都随着初始糖度的增加而增加，并在14 Brix°时达到最高值（8.5%Vol），当糖度添加量超过 14 Brix°，反而呈现急剧下降的趋势。我们分析出现以上现象的原因是，酵母菌的生长繁殖需要糖分，黑老虎本身的糖度较低，不足以满足于酵母菌的生长繁殖需要，所以需要额外增加糖的含量。在发酵的过程中，酵母菌将糖分进行分解转化而生成乙醇。适宜的糖度不会抑制酵母菌的生长和代谢，反而能够促进酵母菌对糖的利用，使得发酵液充分发酵得到较高的酒精度。在糖度过低时，酵母菌可利用的糖较少，不利于果酒发酵，而当糖度过高时，则会对酵母菌的生长起到一定的抑制作用，从而导致果酒发酵过程缓慢，一定的时间内无法得到完整的发酵，影响了果酒的味道和品质。综上所述，当糖度为 14 Brix°时，最适于果酒发酵。因此，可选用初始糖度为 14 Brix°作为黑老虎果酒发酵时的最佳初始糖度进行下一步实验。

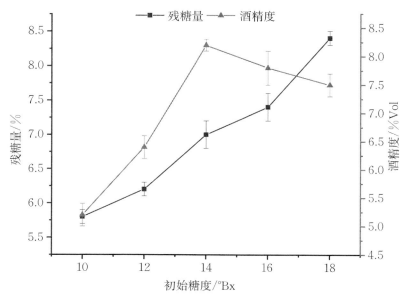

图 12-2　紫黑品种不同初始糖度时残糖量和酒精度

（二）酵母添加量对黑老虎果酒发酵的影响

酵母添加量对大红果酒发酵过程中的残糖量和酒精度的影响见图 12-3。酵母接种量是果酒发酵过程中的一个重要影响因素，对果酒发酵起着一定重要的作用。由图 12-3 可以看出，果酒中的残糖量随着酵母接种量的增大而减小，而果酒的酒精度同酵母接种量却呈现一种复杂的线性关系。随着酵母添加量的增加，酒精度由缓慢的变化变成大幅度的增加，最后达到最高值，随后再以较大趋势下降后趋于平缓变化。造成这一现象的原因可能是：酵母量为 1％～3％时，由于接种量较小，所以发酵液中的酵母菌较少存在，而造成起酵时间晚和发酵速度相对缓慢，最终导致产酒量较小。但是随着接种量的增加，发酵液中的酵母菌增多，促使果酒发酵速度提升，当添加量到达 5％时，果酒酒精度呈现最高值（8.6％Vol），而后增加酵母添加量则导致酒精度下降，可能是因为酵母菌数量增多，大部分的营养成分被酵母菌用于自身的生长，而减少了发酵部分的输出，导致果酒酒精度的下降。综合以上的可能性，认为酵母添加量为 5％时更利于果酒发酵。

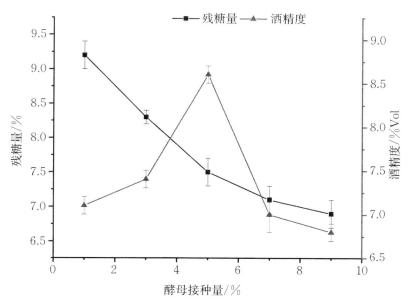

图 12 - 3　酵母接量种对大红品种残糖量和酒精度的影响

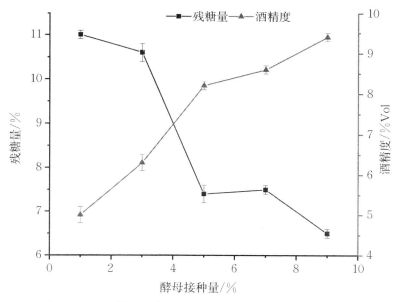

图 12 - 4　不同酵母添加量对紫黑果酒残糖量和酒精度的影响

　　酵母添加量对紫黑品种果酒发酵过程中的残糖量和酒精度的影响见图 12 - 4。由图 12 - 4 我们可知，随着酵母接种量的增大，酵母菌对糖分的分解越强，残糖量则越来越少，而果酒的酒精度随着酵母添加量的增大而增大。当酵母添加量为

9%时，酒精度达到最大值（9.4%Vol），而残糖量却为最低值，果酒的口感较涩，可能是因为过量的酵母量会使得发酵过于饱和，导致果酒的味道过酸或产生一些令消费者难以接受的酵母味，从而降低果酒的品质，引起口感的不适。在酵母添加量为7%时，虽然产酒量不是最大值，但是果酒的味道相对较好，可能是因为适宜的酵母添加量有利于果酒的发酵，也可以使得糖度的利用率达到最好，更加有利于果酒风味的形成。因此，对于紫黑品种来说，7%的酵母添加量作为发酵紫黑品种的黑老虎果酒最佳添加量。

（三）发酵时间对黑老虎果酒发酵的影响

发酵时间对大红品种果酒发酵过程中的残糖量和酒精度的影响见图 12-5。由图 12-5 我们可以看出，产酒量的整体趋势随着发酵时间的延长先是迅速的增加而后便趋于稳定的状态，而残糖量同酒精度呈现负相关的关系，同时，可以看出在 3～5 d 之间酒精度的变化比较明显，在第 5 天的时候酒精度达到最大值（8.7%Vol），继续延长时间，酒精度反而出现了下降的情况。分析其原因，可能是因为发酵的时间过短，则发酵不够彻底，对于果酒中的风味物质形成会造成一定的影响。若发酵的时间过长，酵母将糖分发酵完全饱和后，会产生一些不利于健康的物质，也使得果酒产生酸味，从而影响果酒的品质。因此，发酵 5 d 是比较适宜的发酵时长。

发酵时间对紫黑品种果酒发酵过程中的残糖量和酒精度的影响见图 12-6，

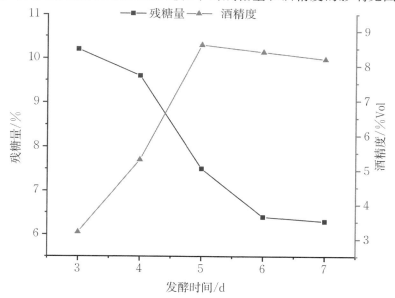

图 12-5　大红品种不同发酵时间的残糖量和酒精度

由图 12 - 6 的结果我们可以看出，糖度随着发酵时间的增大而下降最后趋于稳定，酒精度随着发酵时间的增大而增大随后平缓地下降，分析其原因可能是刚开始发酵时酵母菌的生长速率较慢，对糖分的利用较小，所以产生的酒精量较小，残糖量较多。随着时间的增加，酵母菌的生长迅速和利用糖分的能力增加，从而导致酒精度急剧上升，在发酵的第 5 天酒精度达到最高峰值，往后因为发酵接近于结束，所以酒精度也无太大的变化。根据以上的可能性，我们选取 5 d 作为紫黑黑老虎果酒发酵的最佳时间。

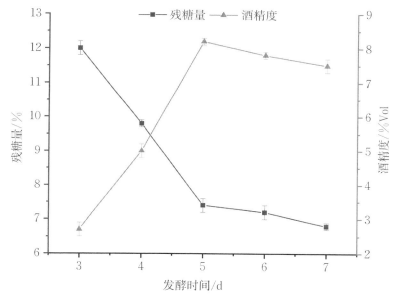

图 12 - 6　不同发酵时间对紫黑果酒残糖量和酒精度的影响

二、正交试验结果分析

（一）感官评价分析

通过单因素实验，选择影响果酒发酵的三因素的三个最佳水平进行正交实验，大红和紫黑的正交结果分析见表 12 - 3 和表 12 - 4。

表 12 - 3　　　　　　　　　　紫黑品种正交实验结果与分析

试验号	因素				感官评分
	A 初始糖度 /Brix°	B 酵母添加量 /%	C 发酵时间 /d	D 空列	
1	1（12）	1（3）	1（5）	1	77.3

续表

试验号	因素				感官评分
	A 初始糖度/Brix°	B 酵母添加量/%	C 发酵时间/d	D 空列	
2	1	2 (5)	2 (6)	2	73.65
3	1	3 (7)	3 (7)	3	74.8
4	2 (14)	1	2	3	76
5	2	2	3	1	76.55
6	2	3	1	2	76.6
7	3 (16)	1	3	2	75.1
8	3	2	1	3	78.4
9	3	3	2	1	74
K1	225.75	228.4	232.3	227.85	
K2	226.14	228.6	223.65	225.35	
K3	227.5	225.4	226.45	229.2	
k1	75.25	76.13	77.4	76.32	
k2	75.38	76.2	74.55	75.12	
k3	75.83	75.13	75.48	76.4	
R	0.58	1.07	2.85	1.28	

表 12 - 4　　　　大红品种正交实验结果与分析

试验号	因素				感官评分
	A 初始糖度/Brix°	B 酵母添加量/%	C 发酵时间/d	D 空列	
1	1 (12)	1 (3)	1 (5)	1	73.3
2	1	2 (5)	2 (6)	2	70.1
3	1	3 (7)	3 (7)	3	69
4	2 (14)	1	2	3	72.4
5	2	2	3	1	71.1

续表

试验号	因素				感官评分
	A 初始糖度 /Brix°	B 酵母添加量 /%	C 发酵时间 /d	D 空列	
6	2	3	1	2	74.2
7	3（16）	1	3	2	72.1
8	3	2	1	3	76.8
9	3	3	2	1	69
K1	212.4	217.8	224.3	213.4	
K2	217.7	218	211.5	216.4	
K3	213.5	212.2	212.2	218.2	
k1	70.8	72.6	74.77	71.13	
k2	72.57	72.67	70.5	72.13	
k3	72.63	70.73	70.73	72.73	
R	1.77	1.94	4.27	1.6	

通过比较表 12-3 和表 12-4 中的 R 值，我们可以得出影响黑老虎果酒发酵后色泽、味道、香气等的各个因素的强弱顺序为 C（发酵时间）＞B（酵母添加量）＞A（初始糖度）。分析这一现象发生的原因，可能是因为发酵时间过短，导致没有发酵完全，从而造成果酒风味欠佳。发酵时间若是过长，酒精发酵结束，从而开始醋酸发酵，也会造成果酒味道过酸且苦涩，掩盖了果酒本身的香味，导致消费者难以接受，所以发酵时间是影响黑老虎果酒发酵的关键性因素。酵母添加量是影响发酵黑老虎果酒的次要因素，分析原因，可能是适量的酵母对果酒发酵的风味有较好的影响，酵母添加的比例高或低，都会对果酒的口感和味道产生一定的不良影响。最后的影响因素是初始糖度，为了使得果酒不会过甜或者过涩，糖度必须控制在合适的范围内，但比起发酵时间和酵母添加量，初始糖度对果酒发酵的影响相对较小。

根据正交实验的结果，我们可以得知紫黑和大红两个品种的黑老虎果酒的最佳配方均为实验组 8 号，即 $A_3B_2C_1$，其初始糖度为 16 Brix°，酵母添加量为 5%，发酵时间为 5 d。

（二）活性物质及抗氧化活性实验结果分析：初始糖度＞发酵时间＞酵母添加量

表 12－5　　　　　　　　　　　　　大红品种试验方案及试验结果

试验号	因素				试剂指标		
	A 初始糖度/Brix°	B 酵母添加量/%	C 发酵时间/d	D 空列	多酚含量/（mg/100 mL）	黄酮含量/（mg/100 mL）	DPPH/（mg/100 mL）
1	1（12）	1（3）	1（5）	1	1.17	1.73	3.04
2	1	2（5）	2（6）	2	0.94	1.72	2.94
3	1	3（7）	3（7）	3	1.10	1.76	2.56
4	2（14）	1	2	3	1.23	2.01	2.55
5	2	2	3	1	1.43	1.67	2.99
6	2	3	1	2	1.83	2.03	2.82
7	3（16）	1	3	2	1.40	1.71	2.71
8	3	2	1	3	1.28	1.80	2.87
9	3	3	2	1	1.43	1.70	2.49

表 12－6　　　　　　　　　　　　　大红试验结果分析

指标		A	B	C	空列
多酚含量/（mg/100 mL）	K1	3.21	3.8	4.28	4.03
	K2	4.49	3.65	3.47	4.17
	K3	4.11	4.36	3.93	3.61
	k1	1.07	1.27	1.43	1.34
	k2	1.50	1.22	1.16	1.39
	K3	1.37	1.45	1.31	1.20
	极差 R	0.43	0.23	0.27	0.19
	因素主次顺序	A＞C＞B			
	优化方案	$A_2B_3C_1$			

续表

指标		A	B	C	空列
黄酮含量 / （mg/100 mL）	K1	5.21	5.45	5.56	5.10
	K2	5.71	5.19	5.43	5.46
	K3	5.21	5.49	5.14	5.57
	k1	1.74	1.82	1.85	1.7
	k2	1.90	1.73	1.81	1.82
	k3	1.74	1.83	1.71	1.86
	极差 R	0.16	0.10	0.14	0.16
	因素主次顺序	A＞C＞B			
	优化方案	$A_2B_3C_1$			
DPPH 含量 / （mg/100 mL）	K1	8.54	8.30	8.73	8.52
	K2	8.36	8.80	7.98	8.47
	K3	8.03	8.25	8.26	7.98
	k1	2.85	2.77	2.91	2.84
	k2	2.79	2.93	2.66	2.82
	k3	2.67	2.75	2.75	2.66
	极差 R	0.16	0.18	0.25	0.18
	因素主次顺序	C＞B＞A			
	优化方案	$A_1B_2C_1$			

由表 12-5 和表 12-6 可以得到如下分析：

因素 A：对于前两个指标来说，都是选择 A_2 水平较高，对于黄酮含量和多酚含量来说，A 因素是最主要的因素，在确认最优水平时应该优先考虑；而对于 DPPH 清除自由基含量来说，A 因素则是最次要的影响因素。所以根据多种指标影响以及 A 因素对于不同指标的重要程度，选取 A_2 水平。

因素 B：对于前两个指标来说，都是选择 B_2 水平较高，对于黄酮含量和多酚含量来说，B 因素是最为次要的因素，在确认最优水平下，考虑则较少一些；而对于 DPPH 清除自由基含量来说，B 因素则是次要的影响因素。

C 因素：C 因素对于多酚含量和黄酮含量来说，是次要因素，而对于抗氧化能力，其为主要的影响因素，所以 C 因素应该选择作为主要因素的最优水平，即 C_1 水平。

综合上述分析，最佳配方为 $A_2B_2C_1$，即初始糖度为 14 Brix°、酵母添加量为 5%、发酵时间为 5 d。由于最优组合没有在 9 组正交实验中，所以对 $A_2B_2C_1$ 进行验证实验，重复三次，得到其酒精度均值为 8.2%vol，感官评分为 78.2

最后，我们通过对比两组最优组合（$A_2B_2C_1$ 和 $A_3B_2C_1$），以感官评价为指标得到的最佳配方 $A_3B_2C_1$ 的酒精度为 8.8%vol，其酒精度大于 $A_2B_2C_1$ 的酒精度（8.2%vol），$A_3B_2C_1$ 的感官评价分数为 78.4，$A_2B_2C_1$ 配方的感官评价为 78.2，所以通过综合感官评价和酒精度两个判定指标，最终确定大红的最佳发酵工艺为 $A_3B_2C_1$，即初始糖度为 16 Brix°，酵母添加量为 5%，发酵时间为 5 d。

表 12-7　　　　　　　　　　　紫黑试验方案及试验结果

试验号	因素				试剂指标		
	A 初始糖度/Brix°	B 酵母添加量/%	C 发酵时间/d	D 空列	多酚含量/（mg/100 mL）	黄酮含量/（mg/100 mL）	DPPH/（mg/100 mL）
1	1 (12)	1 (3)	1 (5)	1	3.58	1.47	3.16
2	1	2 (5)	2 (6)	2	3.42	2.01	2.97
3	1	3 (7)	3 (7)	3	2.99	1.80	3.00
4	2 (14)	1	2	3	3.32	2.33	2.98
5	2	2	3	1	3.14	1.78	2.88
6	2	3	1	2	3.49	1.89	3.16
7	3 (16)	1	3	2	2.90	2.05	2.84
8	3	2	1	3	3.23	1.90	3.23
9	3	3	2	1	3.77	2.07	2.18

表 12-8　　　　　　　　　　　紫黑试验结果分析

指标		A	B	C	空列
多酚含量/（mg/100 mL）	K1	9.99	9.80	10.30	10.49
	K2	9.95	9.79	10.21	9.81
	K3	9.90	10.25	9.03	9.54
	k1	3.33	3.27	3.43	3.50
	k2	3.32	3.26	3.40	3.27
	K3	3.30	3.42	3.01	3.18
	极差 R	0.03	0.15	0.32	0.32
	因素主次顺序	C>A>B			
	优化方案	$A_1B_3C_1$			

续表

指标		A	B	C	空列
黄酮含量 / （mg/100 mL）	K1	5.28	5.85	5.26	5.32
	K2	6.00	5.69	6.41	5.95
	K3	5.99	5.76	5.63	6.03
	k1	1.76	1.95	1.75	1.77
	k2	2	1.90	2.14	1.98
	K3	2	1.92	1.88	2.01
	极差 R	0.24	0.05	0.39	0.24
	因素主次顺序	C>A>B			
	优化方案	$A_2B_1C_2$ 或 $A_3B_1C_2$			
DPPH 含量 / （mg/100 mL）	K1	9.13	9.12	9.55	8.22
	K2	9.02	9.08	8.13	8.97
	K3	8.25	8.34	8.72	9.21
	k1	3.04	3.04	3.18	2.74
	k2	3.01	3.03	2.71	2.99
	k3	2.75	2.78	2.91	3.07
	极差 R	0.29	0.25	0.47	0.33
	因素主次顺序	C>A>B			
	优化方案	$A_1B_1C_1$			

由表 12-7 和表 12-8 可以获得如下分析：

A 因素：从 3 个指标来看，可以看出 A 对 3 个指标的影响都是次要的，而对于多酚含量和 DPPH 清除自由基含量来说，A_1 水平作为首选指标，所以我们最终选择 A_1 水平作为最佳水平。

B 因素：从表中可以得知，B 因素对于 3 个指标的显著性影响都是极小的，对于多酚含量而言，选择 B_3 水平较好，而对于黄酮含量和 DPPH 清除自由基含量来说，我们选择 B_1 水平最好，所以综合得出 B_1 水平。

C 因素：C 对 3 个因素的影响都是极其显著的，而对于黄酮含量来说，选择 C_2 较好，但是对于第 1 和第 2 个指标来说，C_1 水平是最好的选择，因此，我们选择 C_1 水平。

综合上述分析，最佳配方为 $A_1B_1C_1$，即初始糖度为 12 Brix°、酵母添加量为

3%、发酵时间为 5 d。通过表 12 - 7 可以得到，在 9 组正交实验中第 1 组 $(A_1B_1C_1)$ 的多酚含量最高，且其 DPPH 抗氧化活性也最高。

最后，我们以感官评价为指标得到的最佳配方 $A_3B_2C_1$ 的酒精度为 8.0% vol，其酒精度大于 $A_1B_1C_1$ 的酒精度（7.2%vol），配方 $A_1B_1C_1$ 的感官评价分数为 77.3，而 $A_3B_2C_1$ 的感官评价分数为 78.4，所以综合两个指标的评判，我们最终确定紫黑的最佳发酵工艺为 $A_3B_2C_1$，即初始糖度为 16 Brix°，酵母添加量为 5%，发酵时间为 5 d。

第三节　小结与讨论

近年来，随着人们对健康、营养和疾病预防的关注不断增加，消费者对以水果为来源的功能性饮料的需求也随之增加。果酒作为一种新兴的酒类在市场中的占有率近年呈逐渐上升的趋势。也有很多水果被加工成果酒进行贮藏和销售。黑老虎果酒的发酵与原材料的甜度有很大的关系，一般来说，成熟度好的黑老虎甜度大，可溶性固形物含量高，所需要添加的糖分少，发酵后口感相对较好。

果酒酿酒过程是微生物参与下发生生物化学转化的结果，这种生物化学转化是在多种微生物（包括酵母，尤其是酿酒酵母）产生的几种酶的作用下引起的。在以酵母为基础的酒精发酵过程中，酵母利用果汁中的糖和其他成分进行生长，将它们转化为乙醇、二氧化碳和其他代谢物。新兴的水果酒包括蓝莓、黑莓、草莓和樱桃，这些浆果含有多种膳食纤维和植物化学物质，最常见的植物化学成分是酚酸、黄酮类化合物、芪和类胡萝卜素。这些物质在微生物的作用下，由水果中的很多活性成分进行进一步的分解或合成所得到，尤其是一些具有很强的抗氧化能力的多酚类化合物。为果酒生物活性的提升起到了重要的作用。

本课题以两个不同品种的黑老虎水果作为主要原料，对黑老虎果酒的酿造工艺进行了系统的研究。研究的主要内容包括了黑老虎果酒酿造工艺条件的优化及黑老虎果酒中活性物质及抗氧化活性的研究，主要研究如下：

（1）通过对黑老虎果酒酿造工艺条件优化，可以得出影响黑老虎果酒发酵后色泽、味道、香气等的各个因素的强弱顺序为 C（发酵时间）＞B（酵母添加量）＞A（初始糖度）。酿酒主要是将葡萄或其他果汁中的可溶性糖，即葡萄糖和果糖发酵转化成二氧化碳和乙醇，糖酵解途径包括导致葡萄糖转化为丙酮酸的各种步骤。在糖含量较多的情况下，发酵时间为最重要的因素，通过单因素试验，确定两个不同品种的黑老虎果酒的发酵条件为：在 25 ℃的条件下，大红品种为酵母添加量为 5%、初始糖度为 14 Brix°、发酵时间为 5 d，而紫黑品种的酵母添加量为 7%、初始糖度为 14 Brix°、发酵时间为 5 d，在此条件下得到的黑老虎果酒酒精度为 8.5%左右，单因素实验中，发酵参数对 2 种不同黑老虎品种果酒之间的影响差异不是很大。

（2）不同品种黑老虎果酒最佳工艺条件下对其活性成分及其 DPPH 自由基清除能力的影响不一样。经过单因素实验，选取 3 个因素中 3 个相对较好的条件进行正交试验，并对果酒进行感官评价，同时考察黑老虎果酒的活性物质和抗氧化活性。结果表明对于大红品种，对多酚和黄酮影响因素从大到小的顺序均为初始糖度、发酵时间、酵母添加量，对其 DPPH 自由基清除能力影响较大的因素为发酵时间最大，酵母添加量次之，初始糖度最小。而对于紫黑品种来说，对三种指标的影响最大的因素为发酵时间，其次为初始糖度和酵母添加量。由于黑老虎本身的果肉占比较低，糖度较低，对于酿制果酒还需不断优化工艺参数，后续研究中还可采用传统米酒对黑老虎果实进行浸泡，制备黑老虎泡制酒来提升其加工利用价值。

第十三章 黑老虎嫩茶加工工艺研究

黑老虎嫩茎一般呈紫红色，光泽突出，嫩叶根据大小呈现不同颜色，发芽不久的嫩叶颜色鲜紫红色非常明显，随着茎条的成熟，颜色逐渐变绿色。单叶互生、全缘、革质、无毛、表面光亮，呈长圆形卵状披针形。茶作为饮料具有悠久的历史，为了更好地发展茶产业、茶文化，制备功能型茶及茶制品是一个值得考虑的方向，为现代人提供了丰富的选择，有助于推动中国建设健康中国的目标。现阶段很多嫩茎叶的药食两用植物都有开发成茶叶的成功案例，如茅岩莓茶、苦苣茶、绞股蓝茶等，它们都通过嫩茎叶原料的萎凋、微波杀青、冷揉捻、微波干燥等工艺，结合高温薄烘再低温厚烘、拣颠筛后，选择防潮、隔气、保香、避光、铝塑袋真空包装的容器包装，制成具有保健活性的茶叶。

黑老虎的果实、根茎叶均具有极高营养价值，充分开发利用黑老虎有利于提高黑老虎种植产业的经济价值。现阶段开发利用黑老虎嫩茎叶的食品较少，而黑老虎的茎中含有大量抗氧化活性的挥发油成分，叶中的总黄酮是天然抗氧化剂，有望将其嫩茎叶做成经济有效的新型保健养生茶，探究黑老虎嫩茎叶茶在保肝、抗炎抑菌、抗肿瘤、抗 HIV、抗氧化、抗凝血、调节血脂、提高免疫力、延缓衰老等方面的潜在功效。

1. 根据感官评价，从蒸汽、烫漂、微波和炒青 4 种工艺中确定黑老虎嫩茎叶茶的最佳杀青工艺。并评价不同杀青工艺对黑老虎嫩茎叶茶品质的影响，以及测量其茶汤中的多酚含量和抗氧化能力。

2. 选出最佳杀青工艺后，我们利用感官评价方法，根据单因素实验确定其最佳杀青时间和温度以及最佳干燥时间和温度。

3. 制取新鲜黑老虎嫩茎叶的乙醇浸提液、黑老虎嫩茎叶茶杀青半成品的乙醇浸提液以及黑老虎嫩茎叶茶成品的茶汤，检测这三种制茶工艺中不同处理程度的黑老虎嫩茎叶样品的多酚含量，并评价其多酚含量的变化。

因此，本实验研究黑老虎嫩茎叶茶经济简便的制作工艺，并测定其总多酚含量、总黄酮含量以及抗氧化能力，为今后进一步开发利用黑老虎不同部位提供更多的参考依据，提高黑老虎产品的加工利用率。

第一节 材料与方法

一、黑老虎嫩茎叶茶制作

新鲜的黑老虎嫩茎叶（细软的茎叶），来源于湖南省怀化通道侗族自治县。工艺流程：清洗→摊放→杀青→揉捻→干燥→包装→成品。

（1）清洗茎叶：

处理新鲜材料，挑出嫩的黑老虎茎叶，用蒸馏水清洗干净嫩茎叶表面，再用吸水纸轻轻擦干表面水分。

（2）摊放萎凋：

萎凋鲜叶嫩茎，散发青草气，轻度氧化多酚类物质，生成一些香气物质，使茶叶气味清香。将洗净嫩茎叶平摊开来，在室温下摊放 2 h，每隔半小时轻轻翻动一次。将萎凋的嫩茎叶修剪成 5 cm 后立即杀青。

（3）杀青：

采用蒸煮、烫漂、干炒、微波四种杀青方式对黑老虎嫩茎叶进行杀青处理。参考文献[121]的不同杀青工艺，结合根据预实验结果，最终确定采用适合黑老虎嫩茎叶杀青方式的温度、杀青时长，具体杀青工艺的参数如下：

蒸汽杀青：杀青温度 100 ℃，杀青时间 5 min；烫漂杀青：温度 100 ℃，杀青时间 2 min；锅炒杀青：温度 90 ℃，杀青时间 3 min；微波杀青：功率 600 W，杀青时间 1 min。四种杀青方式的投放量均为 2 g/cm^2。

（4）揉捻：

揉捻的目的是塑造茶叶的外形，以及进一步增进茶叶的色泽和滋味。杀青后的茎叶摊晾在洁净的样品袋上，待茎叶温度降低至不烫手后，用两手将茎叶拢成条索状，直至手握紧茎叶再松手放开，茎叶能自然松散。

（5）干燥：

干燥工艺的目的主要是使嫩茎叶继续令内含物发生变化，进一步破坏残存酶的活性，使挥发性成分由植物细胞散发，从而增加茶香气。此外，通过干燥排出嫩茎叶组织与细胞内过多水分，有利于泡茶时内容物的溶出以及防止霉变，便于贮藏。

（6）将揉捻成型的茎叶平摊开来，放置于电热恒温鼓风干燥箱内，干燥至稍用力可折断（此时嫩茎叶含水量约 8%），即完成。

（7）包装：将完成干燥的茶存入密封塑料袋内，并且标注产品名称和生产时间。

表 13 - 1 　　　　　　　　　　　　　黑老虎嫩茎叶茶感官评价表

因子	级别	品质特征	给分	评分系数
外形	甲	干茶造型有特色，为长条绳索状，色泽深绿，匀整，油润，净度好。稍用力可折断。	90～99	25％
	乙	干茶造型较有特色，大部分为长条绳索状，色泽深绿，匀整，较油润，净度较好。轻轻一碰便折断。	80～89	
	丙	造型特色不明显，没有绳索状。色泽暗褐或红褐，较匀整，净度尚好。大部分是碎的或不可折断。	70～79	
汤色	甲	嫩绿明亮或绿明亮。	90～99	10％
	乙	尚绿明亮或黄绿明亮。	80～89	
	丙	淡黄或黄绿或浑浊。	70～79	
香气	甲	清爽，有浓烈的果甜香味或有嫩叶的清香。	90～99	25％
	乙	清香，尚清爽，有较浓的果甜香味或嫩叶的清香。	80～89	
	丙	尚纯，熟闷，老火。	70～79	
滋味	甲	清爽的酸甜味、浓醇鲜爽。	90～99	30％
	乙	较淡的酸甜味，浓尚醇。	80～89	
	丙	淡淡的青草味或无味或略带苦味。	70～79	
叶底	甲	色泽嫩绿或翠绿或深绿或鲜绿。	90～99	10％
	乙	色泽墨绿或黄绿或青绿。	80～89	
	丙	色泽红褐。	70～79	

二、感官评价方法与标准

随机选择具有代表性的黑老虎嫩茎叶茶 3.0 g，茶水比为 1g∶50 mL，置于相应的评茶杯中，倒入沸水，计时冲泡 4 min。随机挑选 10 名人员参与，要求评审人员掌握一定的感官评价相关的专业知识。采用加权法，按照下列公式计算总品质。

总品质＝外形×25％＋汤色×10％＋香气×25％＋滋味×30％＋叶底×10％

式（13－1）

三、提取总多酚和总黄酮待测物质样液

（一）鲜嫩茎叶乙醇浸提液：

将干净的鲜嫩茎叶放入搅拌机中打浆后得新鲜嫩茎叶汁液。再将新鲜嫩茎叶汁液用 75% 乙醇按照料液比 1∶10 g/mL，超声提取 30 min，提取 2 次。再将乙醇浸提液旋转蒸发得到待测样液。

（二）杀青半成品乙醇浸提液：

将杀青半成品用 75% 乙醇按照料液比 1∶10 g/mL，超声提取 30 min，提取 2 次。再将乙醇浸提液旋转蒸发得到待测样液。

（三）茶成品的茶汤：

选择具有代表性的黑老虎嫩茎叶茶成品 3.0 g，按茶水比（质量体积比）1∶50 g/mL，倒入沸水，计时冲泡 4 min，过滤得到茶汤待测溶液。

（四）多酚含量的测定

按照福林-酚试剂比色法测定多酚含量，并加以改进。取 1 mL 稀释到一定浓度的样品于 25 mL 试管中，加入蒸馏水至 23 mL，再分别加入 500 μL 的福林-酚试剂和 300 μL 的 10% 碳酸钠溶液，摇匀后在室温静置 30 min，然后在 760 nm 波长处测定吸光值，以没食子酸为标样制作标准曲线，结果以每克干样品中毫克没食子酸当量表示（mg GAE/g DW）。

（五）黄酮含量的测定

总黄酮的测定采用三氯化铝比色法，取 250 μL 样品稀释液和 2710 μL 的 30% 乙醇溶液于试管中，再加入 120 μL 的 0.5 mol/L 亚硝酸钠溶液混匀，静置 5 min 后，再加入 120 μL 10% 氯化铝溶液，混匀后再放置 5 min，之后，再加入 800 μL 的 1 mol/L 氢氧化钠溶液，振荡混匀后在 510 nm 波长处测其吸光度。以儿茶素作标样制作标准曲线，结果以每克干样品中毫克儿茶素当量表示（mg CE/g DW）。

四、抗氧化能力测定

（1）DPPH 自由基清除能力的测定

DPPH 自由基清除能力的测定参考文献[40]研究方法并略作改变。先配制浓度为 0.094 mmol/L DPPH 工作液，再取 0.3 mL 样品与 1.9 mL DPPH 溶液混合均匀，避光静置反应 30 min 后在 517 nm 波长下测定其吸光度，以水溶性维生素 E（Trolox）为标样制作甲醇溶液标准曲线，参照上述步骤测定样品的吸光值并计算其抗氧化能力，抗氧化能力均采用每克鲜样品中 Trolox 当量表示（μmol TE/g）。

（2）铁离子还原能力（FRAP）的测定

铁离子还原能力的测定参考文献［41］的研究方法并稍微修改。将醋酸缓冲液、40 mmol/L HCl 溶液配制成的 10 mmol/L TPTZ 和 20 mmol/L FeCl₃ 溶液，按体积比 10∶1∶1 的比例混合均匀后，即制成 FRAP 试剂，于 37 ℃水浴下备用。取 0.9 mL 样品，再加上 2.7 mL 的 FRAP 试剂和 270 μL 的去离子水，混合均匀在 37 ℃下反应 30 min，然后于 595 nm 波长下测定其吸光值。以 Trolox 为标样制作甲醇溶液标准曲线。参照上述步骤测定样品的吸光值并计算其抗氧化能力，抗氧化能力均采用每克鲜样品中 Trolox 当量表示（μmol TE/g）。

（3）ABTS 自由基清除能力的测定

ABTS 自由基清除能力的测定参考文献[42]的研究方法并稍做改变。配制 ABTS 溶液浓度为 7.4 mmol/L，配制过硫酸钾溶液 2.45 mmol/L，将两者等量混合均匀，在黑暗中放置 12～16 h 形成 ABTS 储备液，在测定前用无水乙醇稀释为 734 nm 波长处吸光度为 0.68～0.72 的 ABTS 工作液。取 1 mL 样品稀释液，加入 4 mL ABTS 工作液，于 30 ℃避光反应 6 min 后于 734 nm 波长处测定吸光值。以 Trolox 为标样制作甲醇溶液标准曲线。参照上述步骤测定样品的吸光值并计算其抗氧化能力，抗氧化能力均采用每克鲜样品中 Trolox 当量表示（μmol TE/g）。

五、统计分析

利用 SPSS 统计分析工具处理实验数据，我们得到样液数据的均值、标准差以及单因素方差分析结果。

第二节　结果与分析

一、不同杀青方式对产品感官、抗氧化活性物质和抗氧化能力的影响

（一）不同杀青方式的产品感官评价

利用加权平均值的方法，从外形、汤色、香气、滋味和叶五个方面来对黑老虎嫩茎叶茶进行感官评价，结果如表 13－2。

总体来看，不同杀青方式下黑老虎嫩茎叶茶的品质高低依次为炒青工艺（91.3 分）、微波工艺（83.0 分）、烫青工艺（80.9 分）、蒸煮工艺（76.3 分）。从外形方面来看，可能因为炒青后样品的含水量低于微波、烫青和蒸煮工艺，有利于揉捻，成品茶有长条绳索形状，所以评分最高，且远高于杀青时接触了水的烫青和蒸煮工艺。从汤色方面来看，可能因为炒青后的样品揉捻效

果比其他 3 种杀青工艺好，细胞被破坏程度大，叶绿素等物质易于流出，所以汤色嫩绿明亮。从香气方面来看，可能因为烫青和蒸煮工艺缺少高温烘焙，所以略有青草气味，而炒青和微波工艺都带有黑老虎嫩茎叶茶的清香味。从滋味方面来看，可能因为炒青工艺高温烘焙的时间较长，非酶促反应程度偏高，所以具有焦糖甜味，评分较高。

从叶底方面来看，可能因为炒青氧化程度比其他 3 种方式高，茶叶颜色较深，且杀青后含水量低导致干燥后的产品含水量相对也偏低，造成少量碎茶，所以炒青的叶底评分较低；蒸煮杀青时间较长，叶绿素流失较多，导致茎叶发黄，茶叶颜色偏黄，所以叶底评分最低。

表 13-2   不同杀青方式的黑老虎嫩茎叶茶感官得分

杀青工艺	微波杀青	蒸汽杀青	烫青杀青	锅炒杀青
外形（25%）	83.90 ± 2.73^b	75.10 ± 1.10^c	73.80 ± 2.25^c	93.30 ± 1.89^a
汤色（10%）	84.90 ± 2.73^b	75.00 ± 2.91^c	84.40 ± 2.07^b	94.20 ± 2.30^a
香气（25%）	86.90 ± 2.33^b	75.70 ± 2.75^c	75.10 ± 2.23^c	87.00 ± 4.44^a
滋味（30%）	74.30 ± 2.41^c	75.20 ± 2.39^c	85.70 ± 2.11^b	94.20 ± 2.44^a
叶底（10%）	94.90 ± 2.02^a	85.10 ± 2.56^b	95.30 ± 1.89^a	85.40 ± 3.53^b
总分	83.00 ± 1.19^c	76.29 ± 0.90^d	80.91 ± 1.22^b	91.32 ± 1.36^a

（二）不同杀青方式对黑老虎嫩茎叶茶抗氧化活性物质含量的影响

不同杀青方式对黑老虎嫩茎叶茶的茶汤总多酚含量影响的实验结果（见图 13-1）表明：炒青工艺的黑老虎嫩茎叶茶的总多酚含量最高，为 2.70 mg GAE/g DW，其次是烫青杀青工艺，为 1.91 mg GAE/g DW。微波（1.22 mg GAE/g DW）和蒸汽（1.36 mg GAE/g DW）杀青工艺的嫩茎叶茶总多酚含量约为炒青工艺嫩茎叶茶总多酚含量的 50%。杀青因素对总多酚含量具有显著性差异（$P<0.05$）。锅炒杀青的总多酚含量最高，说明锅炒杀青有利于保留嫩茎叶中的多酚类物质。其次是烫青工艺的总多酚含量较高于蒸汽杀青，原因可能是烫青比蒸汽受热直接，热传递速度更快，充分破坏了多酚氧化酶，多酚类物质得以保留得更多。微波杀青工艺的总多酚保留量最低。虽然微波杀青时间短，减少了多酚类物质在高温下被氧化分解的时间，但是由于微波时间太短，组织和细胞内保留的水分较多，嫩茎叶没有变软，不利于后续揉捻工艺，细胞壁结构没有破坏完全，阻碍了多酚类物质的流出。

四种杀青方式的总黄酮含量由高到低依次为：锅炒杀青（12.35 mg CE/g

DW)、烫漂杀青（12.04 mg CE/g DW）、蒸汽杀青（10.77 mg CE/g DW）、微波杀青（6.05 mg CE/g DW）。不同杀青方式对黑老虎嫩茎叶茶的茶汤总黄酮含量影响的实验结果表明：微波杀青后黑老虎嫩茎叶茶汤中总黄酮溶出量低，这可能是由于微波升温过快，导致黄酮类物被破坏，使得总黄酮含量较少。烫漂和锅炒杀青的总黄酮含量很高，且无显著性差异（P＜0.05），这可能是由于烫漂和锅炒杀青比蒸汽杀青更迅速地降低黑老虎嫩茎叶中过氧化物酶的活性，从而有效抑制了黄酮类化合物的氧化。并且由于烫漂时黑老虎嫩茎叶在热水中有利于黄酮苷的溶出，促使烫漂杀青的黑老虎嫩茎叶茶产品以及泡得的茶汤含有抗氧化的绿色物质。

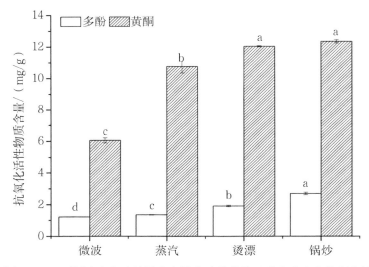

图 13-1 不同杀青方式的黑老虎嫩茎叶茶的茶汤总多酚和总黄酮含量

（三）不同杀青方式处理的产品抗氧化能力的对比

从不同杀青方式处理的黑老虎嫩茎叶茶抗氧化能力的实验结果（见图 13-2）中可以得出：在 DPPH 自由基清除能力方面，不同杀青方式的抗氧化能力由高到低依次为：锅炒杀青（32.51 μmol TE/g DW）、烫漂杀青（26.10 μmol TE/g DW）、微波杀青（13.01 μmol TE/g DW）、蒸汽杀青（5.12 μmol TE/g DW）。在 ABTS 自由基清除能力方面，不同杀青方式的抗氧化能力无显著性差异（P＜0.05），其中锅炒杀青抗氧化能力（24.34 μmol TE/g DW）低于微波杀青（33.52 μmol TE/g DW）、蒸汽杀青（34.97 μmol TE/g DW）和烫漂杀青（33.89 μmol TE/g DW）。在 FRAP 法测定总抗氧化能力方面，烫漂杀青（110.31 μmol TE/g DW）嫩茎叶茶氧化还原铁离子能力最强，约为氧化还原铁离子能力最弱的蒸汽杀青（68.08 μmol TE/g DW）嫩茎叶茶的 2 倍。在烫漂杀青嫩茎叶茶之后的，依次是锅炒杀青嫩茎叶茶（91.98 μmol TE/g DW）和微波杀青嫩茎叶茶（80.32 μmol TE/g DW）。

杀青时间会影响氨基酸、维生素 C 的保留量，由此推测，由于微波杀青（1 min）时间比蒸汽杀青时间（5 min）短，所以微波杀青保留了更多的氨基酸和维生素 C 等抗氧化活性物质，所以 DPPH 自由基清除和 FRAP 氧化还原铁离子效果更好；同理烫漂杀青比锅炒杀青抗氧化能力表现稍好。

综上所述，由于炒青工艺的感官评分、总多酚和总黄酮含量最高，且在抗氧化能力方面炒青工艺表现较好，所以我们选择炒青工艺作为黑老虎嫩茎叶茶加工的最佳工艺技术。

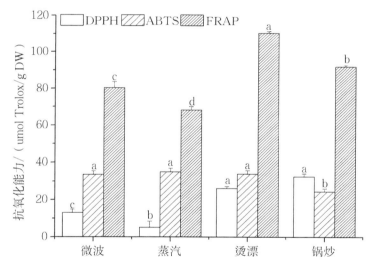

图 13 - 2　不同杀青方式处理的黑老虎嫩茎叶茶抗氧化能力

二、不同炒青温度对产品感官、抗氧化活性物质和抗氧化能力的影响

（一）不同炒青温度对产品的感官评价

从不同杀青温度对产品的感官评价表（见表 13 - 3）可以看出，温度对嫩茎叶茶的外形、汤色、香气、滋味和叶底均有显著性差异（P＜0.05），其品质高低依次为 90 ℃（93.45±1.13[a] 分）＞60 ℃（85.53±1.93[b] 分）＞120 ℃（84.06±0.97[c] 分）。

茶感官最佳的温度为 90 ℃，这有可能是由于 120 ℃的温度过高，导致杀青后嫩茎叶出现局部的焦边、焦梗，严重影响嫩茎叶茶的外形、叶底，略微的焦煳味道也使嫩茎叶茶的香气和滋味降低。而 60 ℃ 的温度又过低，嫩茎叶升温时间较长，可能造成其组织和细胞内的水分散失慢，不利于后续揉捻成型，影响嫩茎叶茶的外形。并且低温可能不利于嫩茎叶中的低沸点不良气味的散发，不利于内含成分物质发生有利于嫩茎叶茶品质的化学变化，所以 60 ℃ 温度下制作的嫩茎叶茶品质较差。

表 13 - 3 　　　　　　　　　不同杀青温度对产品的感官评价表

温度/ ℃	60	90	120
外形（25%）	83.10 ± 1.79^b	94.60 ± 2.17^a	79.60 ± 2.50^c
汤色（10%）	90.70 ± 3.56^b	94.60 ± 2.17^a	91.4 ± 2.32^b
香气（25%）	90.70 ± 3.56^b	94.00 ± 1.89^a	93.10 ± 1.37^a
滋味（30%）	82.60 ± 3.03^b	91.02 ± 2.39^a	81.80 ± 1.55^b
叶底（10%）	82.00 ± 2.06^b	93.30 ± 1.70^a	72.00 ± 1.49^c
总分	85.53 ± 1.93^b	93.45 ± 1.13^a	84.06 ± 0.97^c

（二）不同炒青温度对产品抗氧化活性物质含量的影响

不同炒青温度对黑老虎嫩茎叶茶茶汤总多酚、总黄酮含量的实验结果（见图 13 - 3）表明：炒青温度因素对嫩茎叶茶的多酚和黄酮含量具有显著性差异（$P<0.05$），在炒青温度 60 ℃～90 ℃ 的范围内，黑老虎嫩茎叶茶的总多酚含量由高到低依次为：120 ℃（2.85 mg GAE/g DW）、90 ℃（2.19 mg GAE/g DW）、60 ℃（1.01 mg GAE/g DW）；总黄酮含量由高到低依次为：120 ℃（10.73 mg CE/g DW）、90 ℃（8.03 mg CE/g DW）、60 ℃（3.71 mg CE/g DW）。随着炒青温度的升高，茶汤中的总多酚、总黄酮含量呈现上升趋势。造成该现象的原因可能是：第一，温度升高对嫩茎叶细胞结构的破坏增强，有利于多酚、黄酮类物质的溶出；第二，温度越高有利于快速消灭氧化酶的活性，抑制了多酚和黄酮类物质的氧化分解。

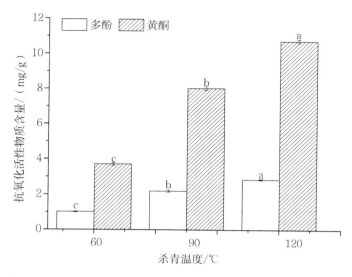

图 13-3　不同炒青温度的黑老虎嫩茎叶茶总多酚、总黄酮含量

（三）不同炒青温度对产品抗氧化能力的影响

我们从不同炒青方式处理下的黑老虎嫩茎叶茶抗氧化能力的实验结果（见图 13-4）中可以得出：随着炒青温度升高，DPPH 自由基清除能力和 ABTS 自由基清除能力均呈现下降趋势；相反，FRAP 法测定总抗氧化能力则呈现上升趋势。这可能是由于炒青温度升高会改变多酚、黄酮类物质的结构，影响其与 DPPH、ABTS 自由基的结合能力。

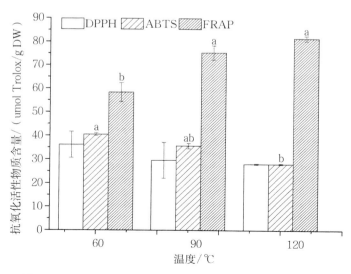

图 13-4　不同炒青方式处理的黑老虎嫩茎叶茶抗氧化能力

综上所述，我们认为炒青温度升高，非酶促反应增强，可能会导致黑老虎嫩茎叶产生红色物质以及焦化，降低产品的感官，所以选择 90 ℃作为最佳炒青温度。

三、不同炒青时间对产品感官、抗氧化活性物质和抗氧化能力的影响

（一）不同炒青时间对产品的感官评价

从不同杀青时间对产品的感官评价表（表见 13-4）中可以得出，时间因素对黑老虎嫩茎叶茶的感官有显著性差异（$P < 0.05$），其品质高低依次为 5 min（90.38 ± 0.80^a 分）、4 min（86.68 ± 1.02^b 分）、3 min（79.50 ± 0.90^c 分）、2 min（76.27 ± 0.95^d 分）、1 min（73.71 ± 0.60^e 分）

总体来看，随着炒青时间的增加，嫩茎叶茶的品质也随之提高，这可能是由于炒青时间越长，越有利于低沸点的不良气味充分挥发和内含物质发生反应，使得嫩茎叶茶的香气和滋味浓醇。除此之外，大量水分的蒸发也有利于后序的揉捻工序，嫩茎叶茶易于成型。但是在叶底评价方面，随着时间的增加，评分先增加后降低，可能是由于受热时间越长，导致叶边水分含量下降，经过揉捻和干燥的工序后，易产生茶叶碎末影响品质。

表 13-4　　　　　　　　　　　不同杀青时间对产品的感官评价

时间/min	1	2	3	4	5
外形（25%）	71.10 ± 1.45^d	72.60 ± 2.37^d	76.90 ± 2.13^c	85.30 ± 2.87^b	88.20 ± 2.04^a
汤色（10%）	70.80 ± 1.14^e	77.00 ± 1.33^c	85.20 ± 1.81^c	91.20 ± 2.35^b	96.40 ± 1.51^a
香气（25%）	70.60 ± 0.70^c	70.80 ± 0.79^c	71.60 ± 1.27^c	81.90 ± 1.60^b	0.50 ± 2.60^a
滋味（30%）	76.80 ± 2.15^e	81.10 ± 1.29^d	84.80 ± 1.93^c	90.20 ± 1.87^b	92.00 ± 1.89^a
叶底（10%）	81.60 ± 1.35^c	83.90 ± 1.97^b	84.10 ± 2.42^b	87.00 ± 1.56^a	84.60 ± 2.22^b
总分	73.71 ± 0.60^e	76.27 ± 0.95^d	79.50 ± 0.90^c	86.68 ± 1.02^b	90.38 ± 0.80^a

（二）不同炒青时间对产品抗氧化活性物质含量的影响

由不同炒青时间对产品抗氧化活性物质含量的实验结果（见图 13-5）可以得出：在炒青时间 1~5 min 内，随着时间的增加，总多酚的含量先增加后减少，其中炒青时间为 2 min、3 min 内的总多酚含量约是 1 min 时总多酚含量的 2 倍，分别为 3.98 mg GAE/g DW，4.70 mg GAE/g DW 和 1.17 mg GAE/g DW；在 4 min 达到最高值 7.37 mg GAE/g DW，5 min 时总多酚含量降至 6.92 mg GAE/g DW。同样，总黄酮含量也与时间呈正相关性。在 1 min 时总黄酮含量为

3.20 mg CE/g DW，2 min、3 min 的总黄酮含量约为 1 min 时的 5 倍，分别为 15.21 mg CE/g DW 和 17.25 mg CE/g DW，4 min、5 min 的总黄酮含量分别是 1 min 时的 8 倍和 9 倍，数值分别为 24.49 mg CE/g DW 和 29.47 mg CE/g DW。比较总多酚和总黄酮含量和炒青时间的变化，我们可以得出：总黄酮含量比总多酚含量受炒青温度的影响更大。

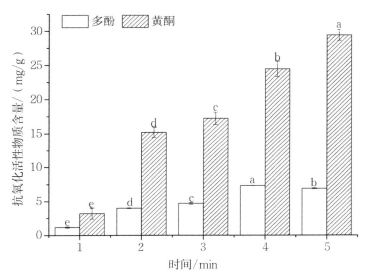

图 13-5　不同炒青时间的产品抗氧化活性物质含量

（三）不同炒青时间对产品抗氧化能力的影响

从不同炒青时间处理的黑老虎嫩茎叶茶抗氧化能力的实验结果（见图 13-6）中，我们可以得出：随着炒青时间的增加，DPPH 自由基清除能力和 ABTS 自由基清除能力均呈现上升趋势；而 FRAP 法测定总抗氧化能力呈现先增加后下降的趋势。比较 DPPH 自由基清除能力、ABTS 自由基清除能力和 FRAP 法测定总抗氧化能力，我们可以得出：茶汤溶出的抗氧化活性物质对 ABTS 的结合能力比 DPPH 稍好；FRAP 法测定总抗氧化能力呈现先增加后下降，可能是由于炒青时间过长会破坏黑老虎嫩茎叶中维生素等具有抗氧化作用的物质。

综上所述，根据炒青 5 min 时黑老虎嫩茎叶茶的感官和总多酚、总黄酮含量最高，且抗氧化能力也保持极高水平，我们选择炒青时间 5 min 作为炒青的最佳时间。

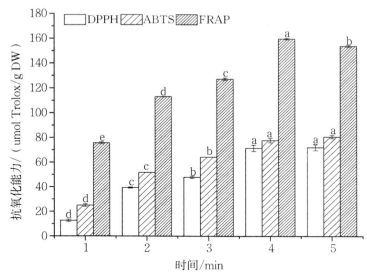

图 13-6　不同炒青时间处理的黑老虎嫩茎叶茶抗氧化能力

四、不同干燥温度对产品感官、抗氧化活性物质和抗氧化能力的影响

（一）不同干燥温度对产品的感官评价的影响

从不同干燥温度对产品的感官评价表（见表 13-5）中我们可以得出，干燥温度因素对黑老虎嫩茎叶茶品质有显著性差异（$P<0.05$），品质高低依次为 40 ℃（89.12±0.82[a] 分）、50 ℃（80.87±0.77[b] 分）、60 ℃（87.00±1.95[c] 分）。

其总体来看，随着干燥温度的升高，嫩茎叶茶的品质呈下降趋势。这可能是因为干燥的温度升高会导致苦味的多酚类、生物碱和氨基酸等物质的流出，从而影响了嫩茎叶茶的品质。除此之外，干燥温度过高，也不易控制嫩茎叶茶干燥后的水分含量，会产生茶叶碎末，使得叶底评分降低。

表 13-5　　　　　　　　　　　不同干燥温度对产品的感官评价表

温度/ ℃	40	50	60
外形（25%）	87.30±1.77[a]	88.50±2.07[a]	88.80±2.20[a]
汤色（10%）	91.40±1.65[a]	81.00±1.05[b]	91.80±1.32[a]
香气（25%）	88.30±1.64[a]	82.30±1.70[b]	81.20±1.23[b]
滋味（30%）	92.00±1.56[a]	71.00±1.16[b]	70.90±0.88[b]

续表

温度/ ℃	40	50	60
叶底（10%）	91.70±1.64ᵃ	87.70±1.57ᵇ	87.00±1.95ᵇ
总分	89.81±0.82ᵃ	80.87±0.77ᵇ	81.65±0.72ᶜ

（二）不同干燥温度对产品抗氧化活性物质含量的影响

从不同干燥温度的产品抗氧化活性物质含量的图 13-7 中可以看出：总多酚和总黄酮均不与干燥温度呈线性关系。在干燥温度为 40 ℃时，总多酚（6.92 mg GAE/g DW）和总黄酮（29.54 mg CE/g DW）含量最高；其次为 60 ℃时，总多酚含量为 5.31 mg GAE/g DW 和总黄酮含量为 20.80 mg CE/g DW；50 ℃时总多酚（3.71 mg GAE/g DW）和总黄酮（14.09 mg CE/g DW）含量最少，仅约为 40 ℃时的 50％。

（三）不同干燥温度对产品抗氧化能力的影响

从不同干燥温度的黑老虎嫩茎叶抗氧化能力的图（图 13-8）中，我们可以得出：抗氧化能力最高的约为 40 ℃干燥的黑老虎嫩茎叶，DPPH 自由基清除能力、ABTS 自由基清除能力和 FRAP 法测定总抗氧化能力分别为 71.97 μmol TE/g DW、80.50 μmol TE/g DW、153.59 μmol TE/g DW。其次为 60 ℃干燥的黑老虎嫩茎叶，DPPH 自由基清除能力、ABTS 自由基清除能力和 FRAP 法测

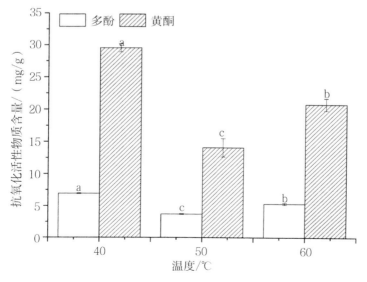

图 13-7　不同干燥温度的产品抗氧化活性物质含量

定总抗氧化能力分别为 54.88 μmol TE/g DW、58.96 μmol TE/g DW 和 131.80 μmol TE/g DW。抗氧化能力最差的为 50 ℃干燥的黑老虎嫩茎叶，DPPH 自由基清除能力、ABTS 自由基清除能力和 FRAP 法测定总抗氧化能力分别为 39.95 μmol TE/g、45.78 μmol TE/g 和 110.72 μmol TE/g。

综上所述，我们根据实验结果选择感官、总多酚和总黄酮含量以及抗氧化活性能力均最好的 40 ℃作为最佳干燥温度。

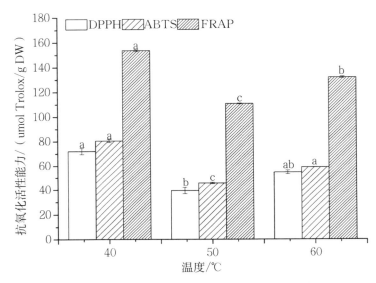

图 13-8　不同干燥温度的黑老虎嫩茎叶抗氧化能力

五、黑老虎鲜嫩茎叶和杀青后嫩茎叶的活性物质和抗氧化活性比较

黑老虎嫩茎叶和杀青后嫩茎叶抗氧化活性物质含量的实验结果（图 13-9）表明：杀青后嫩茎叶乙醇浸提液的总多酚（32.04 mg GAE/g DW）和总黄酮（80.49 mg CE/g DW）大于新鲜嫩茎叶乙醇浸提液总多酚（26.85 mg GAE/g DW）和总黄酮（33.09 mg CE/g DW）含量；同样，杀青后嫩茎叶乙醇浸提液比新鲜嫩茎叶乙醇浸提液的抗氧化活性强 2~3 倍（图 13-10）。

由此我们可以得出：杀青工艺在制作黑老虎嫩茎叶茶时很重要，可破坏多酚氧化酶，阻碍多酚和黄酮等抗氧化活性物质的氧化，提高黑老虎嫩茎叶茶的抗氧化能力。

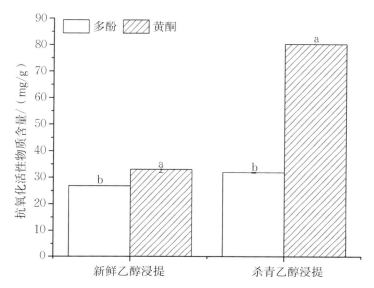

图 13-9　黑老虎鲜嫩茎叶和杀青后嫩茎叶抗氧化活性物质含量

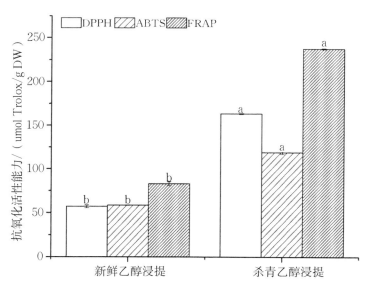

图 13-10　不同干燥温度的黑老虎嫩茎叶抗氧化活性

第三节　小结与讨论

茶叶的杀青工艺是影响茶叶品质的关键，杀青促使鲜叶细胞内的多酚氧化酶和过氧化酶失活，进一步阻止了多酚类物质氧化生成红色物质；同时也能去除茶叶中的水分，使其变柔软，有利于下一步揉捻工艺；此外，杀青还可挥发掉低沸点的香气和不良气味，促进形成特殊的清香味，提高茶品质。在整个杀青过程中，时长和温度是重要的影响因素。杀青温度过低，鲜叶缓慢升温，有利于茶多酚发生酶促反应而导致叶子变红；反之，温度过高，大量叶绿色被破坏，则致使叶子泛黄，甚至产生焦化和斑点。

不仅如此，由于不同的杀青方式及其工艺特点的不同，茶的感官品质和茶汤内含物的成分也不尽相同。微波杀青利用了微波频率较高且穿透性强，能使鲜叶的温度迅速提高达到钝化酶活性的效果，有利于保护叶绿素，使其免受破坏，所以其生产的茶叶外形和茶汤的色泽均较好。但因其杀青时间较短，鲜叶内含成分性质的改变受到抑制作用，降低了茶的香气和滋味。炒青工艺由于鲜叶温度升高得慢，杀青时间较长，有利于提高茶独有的香气以及改善滋味。关于不同杀青工艺对茶汤内含物成分影响的研究表明：微波杀青的茶中氨基酸、叶绿素保留量较高；蒸汽杀青的茶中维生素 C 保留量较高。利用富含氨基酸和黄酮类物质的桑叶，研制了具有明目、减少人体脂质积滞和降低血脂、血糖功能的桑叶保健茶。其加工工艺为采摘嫩叶、100 ℃热烫杀青 20 s、冷却至常温、甩干机脱水、揉制、滚筒热风干燥、包装成品。

黑老虎作为一种果实、根茎、叶和籽等均有营养价值的植物，正在被开发成越来越多的食品、保健品和药品等产品。本实验为以后利用黑老虎嫩茎叶开发相关食品提供思路和依据，对比了微波、蒸汽、烫漂和炒青四种杀青工艺，得出：炒青工艺为最佳杀青工艺，其总多酚含量和总黄酮含量均最高，分别为 2.70 mg GAE/g DW 和 12.35 mg CE/g DW。通过感官评价、测定总多酚和总黄酮、DPPH 自由基清除能力、ABTS 自由基清除能力和铁离子还原能力的实验方法，我们研究了制作黑老虎嫩茎叶茶的杀青和干燥工艺的参数：炒青工艺温度为 90 ℃，时间 5 min，干燥温度为 40 ℃。由于黑老虎嫩茎比一般茶叶嫩茎叶更显肥厚，含水量较高，耐热性较好，因此需要更长的杀青时间，同时温度也不能太高，本实验中像微波杀青则由于温度偏高而出现叶片显焦的现象，同时杀青前的适当摊放也有利于茶叶品质的形成。通过优化试验条件得到的黑老虎嫩茎茶和通过乙醇浸提新鲜黑老虎嫩茎叶和杀青后嫩茎叶对比其总多酚、总黄酮含量以及抗氧化能力。炒青杀青工艺能有效地抑制氧化酶的活性，保留嫩茎叶中的多酚和黄酮类物质，对于黑老虎嫩茎茶的制作是一种较好的杀青方法。

参考文献

[1] 王丽军，廖苏奇，龙海荣，等. 黑老虎果的果皮和果肉营养成分分析及评价 [J/OL]. 食品与发酵工业：1 - 10 [2021 - 03 - 22]

[2] 毛云玲，付玉嫔，祁荣频，等. 云南黑老虎不同种源氨基酸和其他指标的分析与评价 [J]. 氨基酸和生物资源，2015，37 (02)：14 - 19

[3] 黄锁义，龙碧波，文辉忠，等. 广西黑老虎中微量元素测定 [J]. 理化检验（化学分册），2006 (10)：807 - 808.

[4] 谢玮，杨涛，赵雯霖. 黑老虎籽功能成分分析及其应用前景展望 [J]. 食品研究与开发，2016，37 (12)：1 - 5.

[5] 廖苏奇，王丽军，夏祥华，等. 黑老虎茎叶营养成分检测及评价 [J]. 食品工业科技，2021，42 (05)：289 - 294.

[6] 郝杰. 黑米花色苷抗应激性肝、肾组织毒性作用及黑老虎果花色苷成分的研究 [D]. 苏州：苏州大学，2014.

[7] 郭耀杰，高石曼，等. 长梗南五味子藤茎的化学成分研究 [J]. 中药材，2016，39 (6)：1287 - 1290.

[8] Ninh Ban，Bui Thanh，Phan Kiem，et al. Dibenzocyclooctadiene Lignans and Lanostane Derivatives from the Roots of *Kadsura coccinea* and their Protective Effects on Primary Rat Hepatocyte Injury Induced by t - Butyl Hydroperoxide [J]. Planta Med，2009，75 (11).

[9] Gao X M，Pu J X，Huang S X，et al. Kadcoccilactones A - J，Triterpenoids from Kadsura coccinea [J]. Journal of Natural Products，2008，71 (7)：1182 - 1188.

[10] Fang，Lingzhi. Xie，Chunfeng Hao Wang，et al. Lignans from the roots of *Kadsura coccinea* and their inhibitory activities on LPS - induced NO production [J]. Phytochemistry Letters，2014，9. 158 - 162.

[11] Wang Nan，Li Zhan - lin，Song Dan - dan，et al. Five New 3，4 - Seco - Lanostane - type Triterpenoids with Antiproliferative Activity in Human Leukemia Cells Isolated from the Roots of *Kadsura coccinea* [J]. Planta Med，2012，78 (15).

[12] Yan Song，Qing Jie Zhao，Yong Sheng Jin，et al. A new triterpenoid from *Kadsura coccinea* [J]. Chinese Chemical Letters，2010，21 (11).

[13] Liang Cheng - Qin，Shi Yi - Ming，Luo Rong - Hua，et al. Kadcoccitones A and B，two new 6/6/5/5 - fused tetracyclic triterpenoids from *Kadsura coccinea*. [J]. Organic letters，2012，14 (24).

［14］Hu Zheng - Xi，Shi Yi - Ming，Wang Wei - Guang，et al. Kadcoccinones A - F，New Biogenetically Related Lanostane - Type Triterpenoids with Diverse Skeletons from Kadsura coccinea. ［J］. Organic letters，2015，17（18）.

［15］YEON Jae - Ho，CHENG Liang，HE Quan - Quan，et al. A lignin glycoside and a nor- triterpenoid from *Kadsura coccinea* ［J］. Chinese Journal of Natural Medicines，2014，12（10）：782 - 785.

［16］李贺然. 黑老虎及胡桃枝皮的化学成分研究 ［D］. 北京：中国协和医科大学，2006.

［17］王楠，李占林，华会明. 黑老虎根化学成分的研究 ［J］. 中草药，2010，41（02）：195 - 197.

［18］Yan Song，Qing Jie Zhao，Yong Sheng Jin，et al. A new triterpenoid from *Kadsura coccinea* ［J］. Chinese Chemical Letters，2010，21（11）.

［19］彭富全，邓慧怡. 黑老虎挥发油成分的 GC - MS 分析 ［J］. 现代食品与药品杂志，2006（04）：6 - 8.

［20］舒永志，成亮，曹瀞喆，等. 黑老虎的化学成分研究 ［J］. 中草药，2012，43（03）：428 - 431.

［21］石焱芳，王征，王瑞娜. 不同产地黑老虎挥发油成分的 GC - MS 分析研究 ［J］. 福建分析测试，2019，28（06）：1 - 7.

［22］段林坪. 黑老虎化学成分及生物活性研究 ［D］. 南京：南京农业大学，2018.

［23］Jia Yan - Zhe，Yang Yu - Pei，Cheng Shao - Wu，et al. Heilaohuguosus A - S from the fruits of *Kadsura coccinea* and their hepatoprotective activity ［J］. Phytochemistry，2021，184.

［24］Jian S，Yao J，Huang S，et al. Antioxidant activity of polyphenol and anthocyanin extracts from fruits of *Kadsura coccinea*（Lem.）A. C. Smith ［J］. Food Chemistry，2009，117（2）：276 - 281.

［25］屈克义，董艳萍，李守华，等. 冷饭团在实验性肝纤维化中抗氧化作用的实验研究 ［J］. 中国中医药科技，2004（04）：222 - 223，192.

［26］延在昊，成亮，孔令义，等. 黑老虎化学成分及其抗氧化活性研究 ［J］. 中草药，2013，44（21）：2969 - 2973.

［27］杨艳，高渐飞. 冷饭团不同部位挥发性成分及抗氧化活性分析 ［J］. 广西植物，2018，38（07）：943 - 952.

［28］袁婷，钟学稳. 常见中草药的体外抑菌试验 ［J］. 畜牧兽医科技信息，2009（09）：23 - 25.

［29］封毅，李志春，孙健，等. 黑老虎果皮体外抑菌活性的初步研究 ［J］. 时珍国医国药，2011，22（04）：822 - 824.

［30］刘锡钧，王宝奎. 冷饭团晶 I 的分离和鉴定 ［J］. 中草药，1989，20（06）：2 - 3.

［31］石柳柳，李贺然. 黑老虎中倍半萜类化合物的分离鉴定及抑制 NO 生成作用研究 ［J］. 中国医药导报，2016，13（10）：27 - 29，34.

［32］Li H R，Feng Y，Yang Z，et al. New Lignans from *Kadsura coccinea* and Their Nitric

Oxide Inhibitory Activities [J]. Chemical & Pharmaceutical Bulletin, 2006, 54 (7): 1022 - 1025.

[33] 李志春, 孙健, 封毅, 等. 黑老虎果毒理实验及其对血脂的调节作用 [J]. 食品科学, 2011, 32 (01): 203 - 205.

[34] 苏华, 何飞, 韦桂宁, 等. 大钻水提物对小鼠凝血时间以及血栓形成的影响 [J]. 药学研究, 2017, 36 (10): 565 - 566.

[35] 王来友, 王凤云, 何琳, 等. 壮药黑老虎根提取物对大鼠非酒精性脂肪肝病的作用及机制 [J]. 广东药学院学报, 2015, 31 (06): 772 - 775, 785.

[36] 成亮, 舒永志, Yeon JaeHo, 等. 黑老虎的化学成分及其美白作用研究 [A]. 中国香料香精化妆品工业协会. 第九届中国化妆品学术研讨会论文集 (上) [C]. 中国香料香精化妆品工业协会, 2012: 6.

[37] 张艳军. 花椒黄酮和多酚含量及抗氧化活性研究 [D]. 西安: 西北农林科技大学, 2013.

[38] Zielinski A A F, Ha miniuk C W I, Alberti A, et al. A comparative study of the phenolic compounds and the in vitro antioxidant activity of different Brazilian teas using multivariate statistical techniques [J]. Food Research International, 2014, 60: 246 - 254.

[39] Chemat F, Zill - e - Huma, Khan M K. Applications of Ultrasound in Food Technology: Processing, Preservation and Extraction [J]. Ultrasonics Sonochemistry, 2010, 18 (4): 813 - 835.

[40] Gorjanovic S, Komes D, Pastor F T, et al. Antioxidant Capacity of Teas and Herbal Infusions: Polarographic Assessment [J]. Journal of Agricultural and Food Chemistry, 2012, 60 (38): 9573 - 9580.

[41] Xiaonan, Lu, Carolyn, et al. Deter mination of Total Phenolic Content and Antioxidant Activity of Garlic (*Allium sativum*) and Elephant Garlic (Allium ampeloprasum) by Attenuated Total Reflectance - Fourier Transformed Infrared Spectroscopy [J]. Journal of Agricultural&Food Chemistry, 2011, 59 (11): 5215 - 5221.

[42] Oh J, Jo H, Cho A R, et al. Antioxidant and antimicrobial activities of various leafy herbal teas [J]. Food Control, 2013, 31 (2): 403 - 409.

[43] 张利, 高金, 李秀花. 黑豆花色苷提取工艺的优化 [J]. 吉林农业, 2018 (19): 72 - 73.

[44] Zeng L B, Zhang Z, Luo Z, et al. Antioxidant activity and chemical constituents of essential oil and extracts of Rhizoma Homalomenae [J]. Food Chemistry, 2011, 125 (2): 456 - 463.

[45] 杨婉, 段佳辉, 赵晨伟, 等. UPLC - PDA - MS 鉴定经大孔树脂纯化美藤果壳酚类物质 [J]. 中国油脂, 2018, 43 (11): 147 - 151.

[46] 付鑫景. 黑米多酚对细胞氧化应激的保护作用研究 [D]. 中南林业科技大学, 2019.

[47] 郭盼盼. 广金钱草总黄酮纯化工艺优化及总黄酮提取物的抗氧化活性、定性和定量研究 [D]. 河北医科大学, 2015.

[48] 吴琼, 王知斌, 郭江涛, 等. 刺五加叶中酚酸类化合物的结构鉴定 [J]. 中医药信息,

2015，32（01）：24 – 26.

［49］郭盼盼. 广金钱草总黄酮纯化工艺优化及总黄酮提取物的抗氧化活性、定性和定量研究［D］. 河北医科大学，2015.

［50］Wang S. Study on the effects of sulfur fumigation on chemical constituents and antioxidant activity of C. morifolium cv. Hang – ju：第十四届全国中药和天然药物学术研讨会［C］. 北京，2014.

［51］Toki K，Saito N，Harada K，et al. Delphinidin 3 – xylosylrutinoside in petals of Linum grandiflorum［J］. Phytochemistry，1994，39（1）：243 – 245.

［52］周艳峰. 芦丁抑制 H2O2 诱导的人晶状体上皮细胞氧化损伤和凋亡及其机制研究［D］. 安徽医科大学，2016.

［53］Dalbir Singh Sogi，Muha mmad Siddiq，Kirk D. Dolan. Total phenolics，carotenoids and antioxidant properties of To mmy Atkin mango cubes as affected by drying techniques［J］. LWT – Food Science and Technology，2015，62（1）.

［54］TSANTILI E，KONSTANTINIDIS K，CHRISTOPOULOS M V，etal. Total phenolics and flavonoids and total antioxidant capacity inpistachio（*Pistachia vera* L.）nuts in relation to cultivars and storageconditions［J］. Scientia Horticulturae，2011，129（4/27）：694 – 701.

［55］KIRCA A，ZKAN M，CEMERO LU B. Effects of temperature，solid content and pH on the stability of bl ack carrot anthocyanins［J］. Food Chemistry，2007，101（1）：212 – 218.

［56］Beatriz Gullon，Manuela E. Pintado，Juana Fernández – López，et al. In vitro gastrointestinal digestion of pomegranate peel（*Punica granatum*）flour obtained from co – products：Changes in the antioxidant potential and bioactive compounds stability［J］. Journal of Functional Foods，2015，19.

［57］Correa – Betanzo J.，Allen – Vercoe E.，McDonald J. et al. Stability and biological activity of wild blueberry（*Vaccinium angustifolium*）polyphenols during simulated in vitro gastrointestinal digestion［J］. Food Chemistry，2014，165.

［58］Nàdia Ortega，Alba Macià，Maria – Paz Romero，et al. Matrix composition effect on the digestibility of carob flour phenols by an in – vitro digestion model［J］. Food Chemistry，2010，124（1）：65 – 71.

［59］Raquel Lucas – González，Manuel Viuda – Martos，José A. Pérez álvarez，et al. Changes in bioaccessibility，polyphenol profile and antioxidant potential of flours obtained from persi mmon fruit（Diospyros kaki）co – products during in vitro gastrointestinal digestion［J］. Food Chemistry，2018，256.

［60］李项辉. 紫苏叶提取物的降血糖活性研究［D］. 浙江大学，2017.

［61］叶琼仙，刘静，苗爱清，等. 白叶单枞黑茶抗氧化及体外降血糖活性研究［J］. 食品工业科技，2014，35（16）：153 – 157.

［62］刘丽. 南五味子提取物抑菌成分研究［D］. 仲恺农业工程学院，2013.

［63］张煜. 扁枝槲寄生提取物体外抗氧化、降糖、降脂效应研究［D］. 昆明：云南农业大学，2016.

［64］卢曦，李军，蒋向军，等. 黑老虎总木脂素含量测定［J］. 安徽农业科学，2011，39（20）：12152－12153.

［65］孟凡磊，褚智慧，宋凤玲，等. 改性石榴皮果胶性质及抗氧化活性［J］. 食品科技，2020，45（1）：326－329，337.

图书在版编目（ＣＩＰ）数据

侗邑神草-黑老虎生物活性及产品加工研究 / 陆俊,郑颖，张雅婷著. -- 长沙 ： 湖南科学技术出版社,2023.1
ISBN 978-7-5710-1240-3

Ⅰ. ①侗… Ⅱ. ①陆… ②郑… ③张… Ⅲ. ①南五味子－药用植物－生物活性－研究②南五味子－药用植物－中草药加工－研究 Ⅳ. ①R282.71②R282.4

中国版本图书馆 CIP 数据核字 (2021) 第 196980 号

DONGYI SHENCAO HEILAOHU SHENGWU HUOXING JI CHANPIN JIAGONG YANJIU
侗邑神草-黑老虎生物活性及产品加工研究
著　　者：陆　俊　郑　颖　张雅婷
责任编辑：王　斌
出版发行：湖南科学技术出版社
社　　址：长沙市湘雅路 276 号
　　　　　http://www.hnstp.com
湖南科学技术出版社天猫旗舰店网址：
　　　　　http://hnkjcbs.tmall.com
印　　刷：长沙市宏发印刷有限公司
　　　　　（印装质量问题请直接与本厂联系）
厂　　址：长沙市开福区捞刀河大星村 343 号
邮　　编：410153
版　　次：2023 年 1 月第 1 版
印　　次：2023 年 1 月第 1 次印刷
开　　本：710mm×1000mm　1/16
印　　张：13.5
字　　数：210 千字
书　　号：ISBN 978-7-5710-1240-3
定　　价：98.00 元
（版权所有·翻印必究）